U0273327

中国古医籍整理丛书

松厓医径

明·程玠 著

沈钦荣 校注

中国中医药出版社

·北 京·

图书在版编目（CIP）数据

松厓医径/（明）程玠著；沈钦荣校注 . —北京：中国中医
药出版社，2015.12
（中国古医籍整理丛书）
ISBN 978 - 7 - 5132 - 2202 - 0

Ⅰ. ①松… Ⅱ. ①程… ②沈… Ⅲ. ①医经 – 中国 – 明代
Ⅳ. ①R22

中国版本图书馆 CIP 数据核字（2014）第 284361 号

中国中医药出版社出版
北京市朝阳区北三环东路 28 号易亨大厦 16 层
邮政编码　100013
传真　010 64405750
保定市中画美凯印刷有限公司印刷
各地新华书店经销

＊

开本 710 × 1000　1/16　印张 12.75　字数 85 千字
2015 年 12 月第 1 版　2015 年 12 月第 1 次印刷
书　号　ISBN 978 - 7 - 5132 - 2202 - 0

＊

定价　38.00 元
网址　www.cptcm.com

国家中医药管理局
中医药古籍保护与利用能力建设项目
组织工作委员会

主 任 委 员 王国强
副 主 任 委 员 王志勇　李大宁
执 行 主 任 委 员 曹洪欣　苏钢强　王国辰　欧阳兵
执行副主任委员 李　昱　武　东　李秀明　张成博
委　　　　员

各省市项目组分管领导和主要专家

（山东省）武继彪　欧阳兵　张成博　贾青顺
（江苏省）吴勉华　周仲瑛　段金廒　胡　烈
（上海市）张怀琼　季　光　严世芸　段逸山
（福建省）阮诗玮　陈立典　李灿东　纪立金
（浙江省）徐伟伟　范永升　柴可群　盛增秀
（陕西省）黄立勋　呼　燕　魏少阳　苏荣彪
（河南省）夏祖昌　刘文第　韩新峰　许敬生
（辽宁省）杨关林　康廷国　石　岩　李德新
（四川省）杨殿兴　梁繁荣　余曙光　张　毅

各项目组负责人

王振国（山东省）　　王旭东（江苏省）　　张如青（上海市）
李灿东（福建省）　　陈勇毅（浙江省）　　焦振廉（陕西省）
蔡永敏（河南省）　　鞠宝兆（辽宁省）　　和中浚（四川省）

前 言

中医药古籍是传承中华优秀文化的重要载体，也是中医学传承数千年的知识宝库，凝聚着中华民族特有的精神价值、思维方法、生命理论和医疗经验，不仅对于传承中医学术具有重要的历史价值，更是现代中医药科技创新和学术进步的源头和根基。保护和利用好中医药古籍，是弘扬中国优秀传统文化、传承中医学术的必由之路，事关中医药事业发展全局。

1949 年以来，在政府的大力支持和推动下，开展了系统的中医药古籍整理研究。1958 年，国务院科学规划委员会古籍整理出版规划小组在北京成立，负责指导全国的古籍整理出版工作。1982 年，国务院古籍整理出版规划小组召开全国古籍整理出版规划会议，制定了《古籍整理出版规划（1982—1990）》，卫生部先后下达了两批 200 余种中医古籍整理任务，掀起了中医古籍整理研究的新高潮，对中医文化与学术的弘扬、传承和发展，发挥了极其重要的作用，产生了不可估量的深远影响。

2007 年《国务院办公厅关于进一步加强古籍保护工作的意见》明确提出进一步加强古籍整理、出版和研究利用，以及

"保护为主、抢救第一、合理利用、加强管理"的方针。2009年《国务院关于扶持和促进中医药事业发展的若干意见》指出，要"开展中医药古籍普查登记，建立综合信息数据库和珍贵古籍名录，加强整理、出版、研究和利用"。《中医药创新发展规划纲要（2006—2020)》强调继承与创新并重，推动中医药传承与创新发展。

2003～2010年，国家财政多次立项支持中国中医科学院开展针对性中医药古籍抢救保护工作，在中国中医科学院图书馆设立全国唯一的行业古籍保护中心，影印抢救濒危珍本、孤本中医古籍1640余种；整理发布《中国中医古籍总目》；遴选351种孤本收入《中医古籍孤本大全》影印出版；开展了海外中医古籍目录调研和孤本回归工作，收集了11个国家和2个地区137个图书馆的240余种书目，基本摸清流失海外的中医古籍现状，确定国内失传的中医药古籍共有220种，复制出版海外所藏中医药古籍133种。2010年，国家财政部、国家中医药管理局设立"中医药古籍保护与利用能力建设项目"，资助整理400余种中医药古籍，并着眼于加强中医药古籍保护和研究机构建设，培养中医古籍整理研究的后备人才，全面提高中医药古籍保护与利用能力。

在此，国家中医药管理局成立了中医药古籍保护和利用专家组和项目办公室，专家组负责项目指导、咨询、质量把关，项目办公室负责实施过程的统筹协调。专家组成员对古籍整理研究具有丰富的经验，有的专家从事古籍整理研究长达70余年，深知中医药古籍整理研究的重要性、艰巨性与复杂性，履行职责认真务实。专家组从书目确定、版本选择、点校、注释等各方面，为项目实施提供了强有力的专业指导。老一辈专家的学术水平和智慧，是项目成功的重要保证。项目承担单位山东中医药大学、南京中医药大学、上海中医药大学、福建中医药大学、浙江省中医药研究院、陕西省中医药研究院、河南省中医药研究院、辽宁中医药大学、成都中医药大学及所在省市中医药管理部门精心组织，充分发挥区域间互补协作的优势，并得到承担项目出版工作的中国中医药出版社大力配合，全面推进中医药古籍保护与利用网络体系的构建和人才队伍建设，使一批有志于中医学术传承与古籍整理工作的人才凝聚在一起，研究队伍日益壮大，研究水平不断提高。

本着"抢救、保护、发掘、利用"的理念，该项目重点选择近 60 年未曾出版的重要古医籍，综合考虑所选古籍的保护价值、学术价值和实用价值。400 余种中医药古籍涵盖了医经、基础理论、诊法、伤寒金匮、温病、本草、方书、内科、外科、女科、儿科、伤科、眼科、咽喉口齿、针灸推拿、养生、医案医话医论、医史、临证综合等门类，跨越唐、宋、金元、明以迄清末。全部古籍均按照项目办公室组织完成的行业标准《中医古籍整理规范》及《中医药古籍整理细则》进行整理校注，绝大多数中医药古籍是第一次校注出版，一批孤本、稿本、抄本更是首次整理面世。对一些重要学术问题的研究成果，则集中收录于各书的"校注说明"或"校注后记"中。

"既出书又出人"是本项目追求的目标。近年来，中医药古籍整理工作形势严峻，老一辈逐渐退出，新一代普遍存在整理研究古籍的经验不足、专业思想不坚定等问题，使中医古籍整理面临人才流失严重、青黄不接的局面。通过本项目实施，搭建平台，完善机制，培养队伍，提升能力，经过近 5 年的建设，锻炼了一批优秀人才，老中青三代齐聚一堂，有效地稳定了研究队伍，为中医药古籍整理工作的开展和中医文化与学术的传承提供必备的知识和人才储备。

本项目的实施与《中国古医籍整理丛书》的出版，对于加强中医药古籍文献研究队伍建设、建立古籍研究平台，提高古籍整理水平均具有积极的推动作用，对弘扬我国优秀传统文化，推进中医药继承创新，进一步发挥中医药服务民众的养生保健与防病治病作用将产生深远影响。

第九届、第十届全国人大常委会副委员长许嘉璐先生，国家卫生计生委副主任、国家中医药管理局局长、中华中医药学会会长王国强先生，我国著名医史文献专家、中国中医科学院马继兴先生在百忙之中为丛书作序，我们深表敬意和感谢。

由于参与校注整理工作的人员较多，水平不一，诸多方面尚未臻完善，希望专家、读者不吝赐教。

国家中医药管理局中医药古籍保护与利用能力建设项目办公室
二〇一四年十二月

许 序

"中医"之名立，迄今不逾百年，所以冠以"中"字者，以别于"洋"与"西"也。慎思之，明辨之，斯名之出，无奈耳，或亦时人不甘泯没而特标其犹在之举也。

前此，祖传医术（今世方称为"学"）绵延数千载，救民无数；华夏屡遭时疫，皆仰之以度困厄。中华民族之未如印第安遭染殖民者所携疾病而族灭者，中医之功也。

医兴则国兴，国强则医强。百年运衰，岂但国土肢解，五千年文明亦不得全，非遭泯灭，即蒙冤扭曲。西方医学以其捷便速效，始则为传教之利器，继则以"科学"之冕畅行于中华。中医虽为内外所夹击，斥之为蒙昧，为伪医，然四亿同胞衣食不保，得获西医之益者甚寡，中医犹为人民之所赖。虽然，中国医学日益陵替，乃不可免，势使之然也。呜呼！覆巢之下安有完卵？

嗣后，国家新生，中医旋即得以重振，与西医并举，探寻结合之路。今也，中华诸多文化，自民俗、礼仪、工艺、戏曲、历史、文学，以至伦理、信仰，皆渐复起，中国医学之兴乃属必然。

迄今中医犹为国家医疗系统之辅，城市尤甚。何哉？盖一则西医赖声、光、电技术而于20世纪发展极速，中医则难见其进。二则国人惊羡西医之"立竿见影"，遂以为其事事胜于中医。然西医已自觉将入绝境：其若干医法正负效应相若，甚或负远逾于正；研究医理者，渐知人乃一整体，心、身非如中世纪所认定为二对立物，且人体亦非宇宙之中心，仅为其一小单位，与宇宙万象万物息息相关。认识至此，其已向中国医学之理念"靠拢"矣，虽彼未必知中国医学何如也。唯其不知中国医理何如，纯由其实践而有所悟，益以证中国之认识人体不为伪，亦不为玄虚。然国人知此趋向者，几人？

国医欲再现宋明清高峰，成国中主流医学，则一须继承，一须创新。继承则必深研原典，激清汰浊，复吸纳西医及我藏、蒙、维、回、苗、彝诸民族医术之精华；创新之道，在于今之科技，既用其器，亦参照其道，反思己之医理，审问之，笃行之，深化之，普及之，于普及中认知人体及环境古今之异，以建成当代国医理论。欲达于斯境，或需百年欤？予恐西医既已醒悟，若加力吸收中医精粹，促中医西医深度结合，形成21世纪之新医学，届时"制高点"将在何方？国人于此转折之机，能不忧虑而奋力乎？

予所谓深研之原典，非指一二习见之书、千古权威之作；就医界整体言之，所传所承自应为医籍之全部。盖后世名医所著，乃其秉诸前人所述，总结终生行医用药经验所得，自当已成今世、后世之要籍。

盛世修典，信然。盖典籍得修，方可言传言承。虽前此50余载已启医籍整理、出版之役，惜旋即中辍。阅20载再兴整理、出版之潮，世所罕见之要籍千余部陆续问世，洋洋大观。

今复有"中医药古籍保护与利用能力建设"之工程，集九省市专家，历经五载，董理出版自唐迄清医籍，都400余种，凡中医之基础医理、伤寒、温病及各科诊治、医案医话、推拿本草，俱涵盖之。

噫！璐既知此，能不胜其悦乎？汇集刻印医籍，自古有之，然孰与今世之盛且精也！自今而后，中国医家及患者，得览斯典，当于前人益敬而畏之矣。中华民族之屡经灾难而益蕃，乃至未来之永续，端赖之也，自今以往岂可不后出转精乎？典籍既蜂出矣，余则有望于来者。

谨序。

第九届、十届全国人大常委会副委员长

许嘉璐

二〇一四年冬

王 序

中医学是中华民族在长期生产生活实践中，在与疾病作斗争中逐步形成并不断丰富发展的医学科学，是中国古代科学的瑰宝，为中华民族的繁衍昌盛作出了巨大贡献，对世界文明进步产生了积极影响。时至今日，中医学作为我国医学的特色和重要医药卫生资源，与西医学相互补充、相互促进、协调发展，共同担负着维护和促进人民健康的任务，已成为我国医药卫生事业的重要特征和显著优势。

中医药古籍在存世的中华古籍中占有相当重要的比重，不仅是中医学术传承数千年最为重要的知识载体，也是中医为中华民族繁衍昌盛发挥重要作用的历史见证。中医药典籍不仅承载着中医的学术经验，而且蕴含着中华民族优秀的思想文化，凝聚着中华民族的聪明智慧，是祖先留给我们的宝贵物质财富和精神财富。加强对中医药古籍的保护与利用，既是中医学发展的需要，也是传承中华文化的迫切要求，更是历史赋予我们的责任。

2010 年，国家中医药管理局启动了中医药古籍保护与利用能力建设项目。这既是传承中医药的重要工程，也是弘扬优秀民族文化的重要举措，不仅能够全面推进中医药的有效继承和创新发展，为维护人民健康做出贡献，也能够彰显中华民族的璀璨文化，为实现中华民族伟大复兴的中国梦作出贡献。

相信这项工作一定能造福当今，嘉惠后世，福泽绵长。

国家卫生与计划生育委员会副主任

国家中医药管理局局长

中华中医药学会会长

王国强

二〇一四年十二月

马 序

新中国成立以来，党和国家高度重视中医药事业发展，重视古籍的保护、整理和研究工作。自 1958 年始，国务院先后成立了三届古籍整理出版规划小组，分别由齐燕铭、李一氓、匡亚明担任组长，主持制订了《整理和出版古籍十年规划（1962—1972）》《古籍整理出版规划（1982—1990）》《中国古籍整理出版十年规划和"八五"计划（1991—2000）》等，而第三次规划中医药古籍整理即纳入其中。1982 年 9 月，卫生部下发《1982—1990 年中医古籍整理出版规划》，1983 年 1 月，中医古籍整理出版办公室正式成立，保证了中医古籍整理出版规划的实施。2002 年 2 月，《国家古籍整理出版"十五"（2001—2005）重点规划》经新闻出版署和全国古籍整理出版规划领导小组批准，颁布实施。其后，又陆续制定了国家古籍整理出版"十一五"和"十二五"重点规划。国家财政多次立项支持中国中医科学院开展针对性中医药古籍抢救保护工作，文化部在中国中医科学院图书馆专门设立全国唯一的行业古籍保护中心，国家先后投入中医药古籍保护专项经费超过 3000 万元，影印抢救濒危珍、善、孤本中医古籍 1640 余种，开展了海外中医古籍目录调研和孤本回归工作。2010 年，国家财政部、国家中医药管理局安排国家公共卫生专项资金，设立了"中医药古籍保护与利用能力建设项目"，这是继 1982～1986 年第一批、第二批重要中医药古籍整理之后的又一次大规模古籍整理工程，重点整理新中国成立后未曾出版的重要古籍，目标是形成并普及规范的通行本、传世本。

为保证项目的顺利实施，项目组特别成立了专家组，承担咨询和技术指导，以及古籍出版之前的审定工作。专家组中的许多成员虽逾古稀之年，但老骥伏枥，孜孜不倦，不仅对项目进行宏观指导和质量把关，更重要的是通过古籍整理，以老带新，言传身教，培养一批中医药古籍整理研究的后备人才，促进了中医药古籍保护和研究机构建设，全面提升了我国中医药古籍保护与利用能力。

作为项目组顾问之一，我深感中医药古籍保护、抢救与整理工作的重要性和紧迫性，也深知传承中医药古籍整理经验任重而道远。令人欣慰的是，在项目实施过程中，我看到了老中青三代的紧密衔接，看到了大家的坚持和努力，看到了年轻一代的成长。相信中医药古籍整理工作的将来会越来越好，中医药学的发展会越来越好。

欣喜之余，以是为序。

中国中医科学院研究员

马继兴

二〇一四年十二月

校注说明

　　《松厓医径》系明代著名新安医家程玠所著。程玠，字文玉，别号松厓，又号丹厓，歙槐塘（今安徽歙县槐塘）人。成化十三年（1477）乡荐，成化二十年（1484）进士，详细生卒年不详。程氏除《松厓医径》外，尚有《眼科应验良方》刊行于世；还著有《大定数》《太素脉诀》《医论集粹》《脉法指明》等，已佚。《松厓医径》的具体成书年代不详。

　　本书内容博约相济，见解新颖独特，于临床大有裨益。程开社序曰：“盖径者，径约直捷之谓也。取途便而奏效速，用力微而成功博。”誉该书为“初学之指南”“穷本探源之捷径”。据程樻序载，《松厓医径》成书后，曾被齐丘子攘为己有，明万历二十八年庚子（1600），由郑仲实订，侄孙程寰阅，侄孙程衍道校，刊行于世，即为万历本。本次整理以明万历二十八年（1600）刻本为底本，以明天启五年（1625）程樻刻本（简称天启本）为主校本，以清雍正集义堂刻本、民国《珍本医书集成》本和栖芬室藏清雍正间朱墨抄本为参校本。他校则以本书所引著作之通行本为校本。

　　本书校勘、注释的原则是：

　　1. 综合运用对校、本校、他校、理校四种校勘方法，慎用理校；凡底本无误，校本有误者，一律不出校记。

　　2. 底本与校本虽然一致，但按文义疑有讹、脱、衍、倒之属，又缺乏依据未能遽定者，保留原文不作改动，出校存疑。

　　3. 底本与校本互异，但二者文义皆通，难以判定何者为是或何者为胜，校本之文有参考价值者，出校记以存异。

4. 采用现代标点方法，对原书进行重新标点；对个别冷僻字词予以注音和解释。

5. 凡原书中的繁体字均改为简化字；但"癥"仍存其旧，以免歧义。

6. 凡底本中字形属一般笔画之误，如属"日""曰"混淆，"己""巳"不分者，予以径改，不出校；原书为竖排版式，现改为横排，凡指方位的"右""左"，均相应地改为"上""下"，不出校。

7. 异体字、古字均改为通行简化字，如"妳"与"奶"、"筭"与"算"等，不出校记；通假字一律保留，并出校记说明。

8. 中药名称中的异体字，"全同异体字"（音义全同而形体不同的字）以通行简化字律齐，并出校说明原字；"非全同异体字"（音义部分相同的异体字）予以保留，并出校记说明当今规范名称。

9. 原书前集无目录，后集目录也不全，现据正文予以重编。

此外，还需说明的是，此次书中收录的"叙"和"广传程松厓先生医径序"底本原无，分别据天启本和《珍本医书集成》本补。

序

　　窃谓蒲牢鲸发①，匪伊铮铮，而小叩小响；羲②驭乌③飞，于昭赫赫，而隙露隙光。是故伊祈④则天⑤，文章聿焕；尼父⑥天纵，多能是称。盖难名诚莫可名，可名式征难名者也。吾家先达松厓公，钟灵⑦迈种⑧，骏发⑨媲前，麟经⑩阐四十二年微

---

　　①　蒲牢鲸发：指发出很响的声音。蒲牢，古代传说中的兽名。《文选·班固〈东都赋〉》："于是发鲸鱼、铿华钟。"李善注引薛宗曰："海中有大鱼曰鲸，海边又有兽名蒲牢。蒲牢素畏鲸，鲸鱼击蒲牢，辄大鸣。凡钟欲令声大作者，故作蒲牢于上。所以撞之者，为鲸鱼。"钟上多作兽纽，为蒲牢形象。

　　②　羲：指羲和，神话人物，驾日车的神。

　　③　乌：古代神话相传太阳中有三足乌，故以乌为太阳的代称。

　　④　伊祈：亦作"伊祁""伊耆"，复姓，即神农。一说即帝尧。宋代罗泌《路史后记·炎帝上》："炎帝神农氏，姓伊耆，名轨……其初国伊，继国耆，故氏伊耆。"

　　⑤　则天：谓以天为法，治理天下。语出《论语·泰伯》："巍巍乎唯天为大，唯尧则之。"

　　⑥　尼父：对孔子的尊称。古代常在男子字的后面加"父"以示尊敬，叫"且字"。

　　⑦　钟灵：谓天地间灵秀之气所聚。

　　⑧　迈种：勉力树德。迈，勉力。《左传·庄公八年》："皋陶迈种德。"孔颖达疏："言皋陶能勉力种树功德。"

　　⑨　骏发：迅速发扬；英俊风发。

　　⑩　麟经：指《春秋经》。唐·黄滔《与罗隐郎中书》："诚以麟经下笔，诸生而不合措辞；而史马抽毫，汉代而还陈别录。"

权，鸡谈①掞②千百亿世要眇③。嘐嘐④尚古，异兹章句者伦；籍籍⑤蜚声，匪直鞶帨⑥之秀。酬世之文，经世之务，褒自丘太史⑦；不悖之义，不回之节，重于孙郡侯。圣诠淹贯，众技旁通。天官书入康用和⑧之室，星历学订郭守敬⑨之差。金版玉韬，甲兵百万望腹；木牛流马⑩，机窍毫茫中微。援经推傅⑪过

① 鸡谈：谓玄妙之言。《艺文类聚》卷九十一引《幽明录》："晋兖州刺史沛国宋处宗尝买得一长鸣鸡，爱美其至，恒笼箸窗间。鸡遂作人语，与处宗谈论，极有言智，终日不辍。处宗因此言巧大进。"

② 掞（shàn善）：发舒；铺张。《金石续编·隋〈修梵石室志铭〉》："诸掞其辞，式昭玄壤。"

③ 眇：通"妙"。精微，奥妙。马王堆汉墓帛书乙本《老子·道经》："［故］恒无欲也，以观其眇。"

④ 嘐（xiāo嚣）嘐：志大言大貌。

⑤ 籍籍：纷繁貌。形容声名甚盛。南朝宋袁淑《效曹子建〈白马篇〉》诗："籍籍关外来，车徒倾国鄽。"

⑥ 鞶帨（pánshuì盘睡）：喻雕饰华丽的辞采。鞶，大带；帨，佩巾。

⑦ 丘太史：指丘文庄。据康熙三十八年《徽州府志》卷十七"程玠"载，丘文庄曾为其写行状。

⑧ 康用和：据康熙三十九年《歙县志》卷九"人物"载，程玠"受《春秋》于康用和，得其奥"。

⑨ 郭守敬（1231—1316）：字若思，元顺德邢台人。从祖父郭荣习数学、水利，又为刘秉忠弟子。精星历学。

⑩ 木牛流马：为三国时期蜀汉丞相诸葛亮发明的运输工具，分为木牛与流马。据康熙三十八年《徽州府志》卷十七载："玠能造木牛流马，可五步筑室，按八门遁甲术，夜户不闭，盗无敢入者。"

⑪ 推傅：指推术。古代称算历法为"推术"，意谓日月转运雨天，犹如人之行步，可以推算而知。

眭生①，射覆②布筹追曼倩③。古今独步，业擅活人。未饮上池④，凤禀见垣洞照；一吹邹律⑤，顿回寒谷阳春。狄梁公⑥侪彼慈仁，华元化⑦逊其神圣。舆榇⑧沁丹，起产娃于既殈⑨；嘱御投剂，苏恙媪于濒危。诊季兰，豫卜⑩尽于乳岩；闻广咳，逆知⑪荣于视篆⑫。厥惟缙绅⑬之列，大树神奇之勋。春卿⑭徐

---

① 眭生：指眭弘（？—前78），西汉鲁国蕃人，字孟。少时好侠，后从嬴公受《春秋》，善占卜。

② 射覆：古代游戏。将物件预为隐藏，供人猜度。

③ 曼倩：东方朔，字曼倩，西汉辞赋家，文辞敏捷，诙谐多智，誉为"智圣"。

④ 上池：意指医术高明。典出《史记·扁鹊仓公列传》。上池（之水），指未曾沾地面的水。扁鹊用上池水服长桑君所赠药，三十日后能看见矮墙另一边的人。

⑤ 邹律：亦称邹子律。比喻会带来温暖与生机的事物。相传战国齐人邹衍精于音律，吹律能使地暖而禾黍滋生。《剪灯新话·滕穆醉游聚园记》："愿吹邹子律，幽谷发阳春"。

⑥ 狄梁公：指唐名臣狄仁杰。

⑦ 华元化：指三国名医华佗。

⑧ 舆榇（chèn 衬）：载棺以随。榇，棺材。《尔雅·释木》："榇，梧。"郭璞注："今梧桐。"郝懿行义疏："棺谓之榇。古老以桐为棺，因而桐亦名榇。"

⑨ 殈（xù 畜）：开裂。原指鸟卵未孵成而开裂。这里指婴儿生产。《礼记·乐记》："胎生者不殰，而卵生者不殈。"郑玄注："殈，裂也。今齐人语有殈者。"

⑩ 豫卜：预先占卜。《清史稿·礼志一》："郊庙祭祀，祭前二岁十月，钦天监豫卜吉期。"

⑪ 逆知：预知，逆料。《后汉书·乌桓传》："乌桓逆知，悉相率逃走，追斩百级而还。"

⑫ 视篆：掌印视事。官印例用篆文，故称。宋·文天祥《与赵知郡孟蒉书》："以子月丙寅，视篆昭亭下。"据康熙三十八年《徽州府志》卷十七"程玠"载："宗人某，系廪生，以次将贡而病甚，请玠视。玠入户闻嗽声问曰：此非病者欤？无忧行。后登乡荐，尹华容。"

⑬ 缙绅：同"荐绅"。指旧时官宦的装束，亦作官宦的代称。

⑭ 春卿：周代春官为六卿之一，掌邦礼。后因称礼部长官为春卿。

宗伯沉疴痊，少宰①耿淑人鬼录逭②。寰宇沾濡妙法雨，中生皈依大医王。著作遗编，充囊溢笈。星纪有《探源》，历学有《正谬》；读《易》有《解》，握数有《诠》；《太素》有《脉诀》，见证有《辨疑》。他如巧玄穹，测气母，旋斡阴阳，驱役神物；殚变幻，夺化工，著述烂熳，编籍缤纷。顾恐不善，用之启蟄，不欲留以误人。爰于易箦③，秉畀④祝融⑤；为顿根谋，厥有《医径》。脉之虚实浮沉图列，证之迁徙疑似论详。方递类陈，制乘用别。族医披策，捷若狭斜⑥。传布人间，递相手录。迩⑦为郭象⑧之辈，袭易折肱之名。蒙羊质以豹文，饰鷇⑨音以凤味⑩。余家追惟先达始愿，本为后学指迷。乃者⑪良医痴隐郑君，仁术振响；得家先达之谛传，国手当家。辑诸秘藏之纪载，爰购伪刻，更定真宗。寰窃以家先达早罗百氏，晚获一鸣。壮

---

① 少宰：官名。即《周礼·天官》的小宰，为大宰的副职。

② 逭（huàn 换）：避，逃。

③ 易箦（zé 责）：病重将死。箦，用竹片编成的床垫子，亦泛指竹席。

④ 畀（bì 币）：给予，付与。

⑤ 祝融：传说中的古帝，号赤帝。一说为帝喾时的火官，后人尊称为火神。这里指用火烧掉。

⑥ 狭斜：谓狭路曲巷。

⑦ 迩：近。

⑧ 郭象：西晋河南人（约252—312），字子玄。好《老》《庄》，能清言，常闲居，力倡"独化论"，主张名教即自然，为当时玄学大师。

⑨ 鷇（kòu 寇）：初生的小鸟。

⑩ 味（zhòu 咒）：亦作"噣"，鸟嘴。

⑪ 乃者：从前，往日。《战国策·赵策一》："秦乃者过柱山，有两木焉。"

行束于促程，远猷①阏②于趹③晷④。弗克作邦国药石，乃尔⑤与么麽⑥竞名耶！脱⑦猎名计，则前有尹冢宰、丘翰林之揄扬⑧；今有江开府、古郡侯之慨慕。良足多矣，《医径》奚为？第重郑君高谊而序其略云。

时万历庚子孟冬月吉旦

赐进士第文林郎刑部山西司主事

前知光泽新建县事

侄孙寰顿首拜撰

① 猷（yóu 犹）：谋划。《书·盘庚上》："各长于厥居，勉出乃力，听予一人之作猷。"孔颖达疏："听从我迁徙之谋。"

② 阏：阻塞。

③ 趹（jué 决）：同"快"。南朝宋·鲍照《瓜步山揭文》："游精八表，趹视四遐。"

④ 晷（guǐ 鬼）：日影。这里指光阴。

⑤ 乃尔：竟然如此。《后汉书·方术传下·蓟子训》："道过荥阳，止主人舍，而所驾之驴忽然卒僵，蛆虫流出，主遽白之。子训曰：乃尔乎？"

⑥ 麽（mó 魔）：微小。明·冯梦龙《古今谭概·矜嫚·谑父》："裴勔质貌么麽，而性尤率易。"

⑦ 脱：倘若；或许。

⑧ 揄扬：称赞，宣扬。

叙

　　《松厓医径》者，余族先达文玉先生之所撰也。先生讳玠，字文玉，别号松厓，登成化丁酉乡荐①，越三科，始成进士。至今上乙丑，盖百有四十二年。文献湮灭②，故老无征③。人传先生通诸子百家之学，九流④医卜⑤无不精研焉，想其人在管⑥、郭⑦之间耶？而荐绅先生鲜有能称之者，得非所谓逄⑧占射覆，事近浮迂，恐后世好事者附著之耶？然丘文庄公称其为当代异人，谅不虚矣。今所存者，止有八门遁甲⑨数椽⑩，《松厓医径》一书而已。其书首卷准伤寒治杂证，盖以凡治病当以伤寒为准也；次则六经分属病证、六经证治图，即未涉岐黄之径者，开卷亦能了然；次则合用药方，治病病源。名曰《医径》，盖以医

---

①　乡荐：唐制，由州县地方官推举赴京师应礼部试，叫乡荐。

②　湮灭：埋没，磨灭。

③　征：迹象，证验。《礼记·中庸》："无征不信。"

④　九流：《汉书·艺文志》分别指儒家、道家、阴阳家、法家、名家、墨家、纵横家、杂家和农家。

⑤　卜：指算命卜卦之术。

⑥　管：指三国时魏术士管辂。

⑦　郭：指东晋著名学者、风水学鼻祖郭璞。

⑧　逄（páng 旁）：同"逢"。《左传》齐有逄丑父。今本《左传·成公二年》作"逢丑父"。

⑨　八门遁甲：出自中国古代易学奇术《奇门遁甲》之中。八门遁甲，指的是周易八卦中以八个方向而区分的八门，即开门、休门、生门、伤门、杜门、景门、惊门和死门。八门可辨吉凶分阴阳，是中国古代堪舆术和阴阳术的重要组成部分。

⑩　椽：指房屋的间数。宋代陆游《夜雨》诗之二："寒雨连三夕，幽居只数椽。"

家可循此为捷径也。其书曾被齐丘子攘①为己有，先是叔父人林先生已为改正。名虽已更，板尚未行。偶因勋署②多暇，手自校雠③。按方治病，无不效验。重新梨枣④，公诸同好。敢云优于施药，庶几⑤显微阐幽之意云尔。

天启五年孟夏之吉

敕授征仕郎光禄寺署丞

侄孙槚顿首拜书

---

① 攘（rǎng 壤）：盗窃。
② 勋署：指衙门。勋，指勋官的等级。
③ 校雠（chóu 愁）：校勘。
④ 梨枣：旧时刻书多用梨木或枣木，因以"梨枣"为书版的代称。
⑤ 庶几：也许可以，表示希望。

广传程松厓先生医径序

古昔圣神，御极海内，熙熙焉如登春台①。人臻寿域，此曷②繇③故？太和融液，沦④肌理，浃⑤肠肾，六气不侵，而灾眚⑥不作。禀气含生之属，靡不百体坚强，而相愉佚于耄耋期颐⑦。中世虐政日逞，上薄天和，而民乃有夭札疵疠。自非诊脉候、治方药，霜露之恙，何所底止⑧？故扁鹊曰：越人非能生死人，此自当生者，越人能生之耳。古来医术，自岐、黄、卢、扁而下，如河间、东垣、丹溪、仲景、节庵、钱、薛诸氏，无虑数十家，大都神术妙解，几于见垣，不可轩轾⑨。

而我歙宗人松厓公，凤蕴弘猷，蜚英甲第⑩，抱康济斯民之念，扶颠持危之情，肫肫⑪无已。镌有《医径》，探本推原，条分

---

① 春台：指美好的游观之处。《老子·第二十章》："众人熙熙，如享太牢，如登春台。"

② 曷（hé 盒）：何，什么。

③ 繇（yóu 尤）：通"由"。从，自。《尔雅·释冰》："繇膝以下为揭，繇膝以上为涉。"郭璞注："繇，自也。"陆德明释文："繇，古由字。"

④ 沦（lún 轮）：淹没。这里指清洗。

⑤ 浃（jiā 加）：湿透。这里指清洗。

⑥ 眚（shěng 省）：原指眼睛生翳。这里指疾苦。

⑦ 耄耋（màodié 冒迭）期颐：这里指高寿。耄，八十、九十岁曰耄；耋，八十岁曰耋；期颐，百年。

⑧ 底止：终止。《诗·小雅·祈父》："胡转予于恤，靡所底止？"

⑨ 轩轾（zhì 至）：引申为高低、轻重。车子前高后低叫轩，前低后高叫轾。

⑩ 甲第：科举题名，犹言第一等。

⑪ 肫（zhūn 谆）肫：诚恳貌。《礼记·中庸》："夫焉有所依，肫肫其仁，渊渊其渊，浩浩其天。"

缕析，精入三昧①，直与河间、东垣诸君并驱争先。久而板蠹②散遗，未广其传。予幡③阅诸书中，得其存帙，抚髀④叹曰：何事使仁者寸腔恻隐，救世热肠，不为弘敷哉？盖径者，径约直捷之谓也。取途便而奏效速，用力微而成功博。矧⑤其分门别类，有一病则次一脉，按一脉则著一方，病者千变万态，而或汤或散，或饮或丸，治法层见叠出，不必远稽古籍，近搜旁门，惟按类推求，如持左券⑥。夫天之生爱万物，靡不欲其皆荣而无瘁，皆息而无消。然合辟相乘，时序必至，所恃有体天之心，培物之命，为医药者救疗之、调摄之，令上苍生爱常存，而王者熙皞⑦不坠云尔。是书也，药无不投之剂，人无不医之疾。即素不谙医者，时一展卷，治方黎然毕具。信乎初学之指南，涉海之斗杓，而穷原探本之捷径乎！今天子方垂悯黎元⑧，而万方喜更生之会，得《医径》之书而广传之，是亦寿域春台之一助也。予不事纂辑，不为较订，但循其旧式而更新之，以俟同志者采焉。

龙飞⑨天启乙丑⑩春月之吉

方叔居士程开社撰

---

① 三昧：佛教用语，意谓止息杂念，是佛教的重要修行方法。借指事物的要领、真谛。

② 蠹（Ⅱ礼）：本谓虫蛀木，引申为器物经久磨损欲断之称。

③ 幡：变动，反覆。《汉书·礼乐志二》："幡此翅回集，贰双飞常羊。"

④ 抚髀（bì婢）：以手拍股，表示振奋或感叹。髀，大腿，股部。

⑤ 矧（shěn审）：况且。

⑥ 左券：古代称契约为券，用竹做成，分左右两片，双方各拿一片，左券常用做索偿的凭证。后来说有把握叫操左券。

⑦ 熙皞（hào好）：和乐，怡然自得。明·唐寅《嘉靖改元元旦作》诗："世运循环世复清，物情熙皞物咸亨。"

⑧ 黎元：犹言众民。黎，黎民；元，老百姓。

⑨ 龙飞：喻帝王在位。语本《易·乾》"飞龙在天"。

⑩ 天启乙丑：天启五年，1625 年。

凡 例

——治病之要，不过切脉、辨证、处治三者而已。三者之中，又以切脉为先。苟切脉有差，则临证施治，未免有实实虚虚之患。但脉有七表、八里、九道①，形状颇多，形同实异，未易尽之。今将各脏脉证，姑举其要，括而为图。虽不能弘邃奥妙，以尽古人之本指②，初学据此而行，由是而驯至③乎古圣人之全书可也。

——脉名二十有四，非深于其道，及有所授受者，未易识也。先贤谓脉道虽多，而浮沉迟数四目，足以该④之。然迟数之中，又有虚实冷热之分。今以迟数属浮沉，以虚实冷热属迟数。曰滑，曰实，曰紧，曰弦，曰洪，曰长，曰促，曰牢，曰动，实热之候也；曰芤，曰微，曰缓，曰涩，曰伏，曰濡，曰弱，曰短，曰虚，曰结，曰代，曰细，虚冷之候也。今括以为图，各具其证，与处药治病之方于各图之下。

——以五脏及命门分为六图，各以腑附之。俱分浮中沉三

---

① 七表八里九道：崔嘉彦《崔氏脉诀》（又称《四言脉诀》）中有七表、八里、九道二十四种脉象的描述。但后世医家对此多不认同，李士材《诊家正眼》专议辨七表、八里、九道之非一节，予以辨识。

② 指：通"旨"，美。《荀子·大略》："不时宜，不敬交，不欢欣，虽指，非礼也。"杨倞注："指与旨同，美也。"

③ 驯至：亦作"驯致"，逐渐达到达意。《易·坤》："履霜坚冰，阴始凝也；驯致其道，至坚冰也。"

④ 该：通"赅"，完备。《孔子家语·正论解》："夫孔子者，圣无不该。"

候。浮沉之中，又分迟数平；迟数①之中，又分虚实冷热。至于中与平，则随其高下而准。准于肌肉之上，为浮为表；肌肉之下，为沉为里；肌肉之间，为半表半里，是之谓中。各以类相从。徐者为迟，疾者为数；无力者为虚，有力者为实。迟为阴，阴冷也，郁则生热；数为阳，阳热也，郁则生寒。初学据此以求其病，亦庶几②矣。

——古人方，固有为一病而设者，亦有数处用者。如四君子汤，可以补气，可以调气，又可以降气，凡涉于气证者，皆可用之。四物汤，可以补血，可以调血，又可以止血，凡涉于血证者，皆可用之。前辈云：肝肾同归于一治。愚谓心肺亦当同归于一治。有如八味丸之类，既可以补肾，又可以补肝；金花丸之类，既可以治心，亦可以治肺。肾也，肝也，心也，肺也，既可以通治，而脾也，独不可以通治乎？脾居中州，贯乎四脏，故善治四脏者，未有不治乎脾。此承气汤之类又能治四脏之邪者，为是故也。引而伸之，触类而长之，无不如是。故此一书，皆摘人所常用之方，互可相通者，填注于各证之下，编成序次，使人易于披阅。或病证时有出入，又当以意消息③，互相假借而用可也。

——如旧方分两与今不同。谓一分者，即今之二钱半也；谓一字者，即今之二分半也；谓一升者，即今之一茶盏也。又皆总开若干，仓卒用药，未免有布算④之劳。今于各方之下，

---

① 迟数：原作"浮沉"，据《珍本医书集成》本及书内五脏证治之图内容改。

② 几：原无，据《珍本医书集成》本补。

③ 消息：指灵活掌握。消，消减；息，增长。

④ 布算：谓排列算筹，进行推算。

悉准今之权量，作一剂折算。

——人有大小老少，病有新久浅深，故医者因之而酌为衡量。是以旧方汤液剂量，有用二三钱者，有用四五钱者，有用七八钱者至一两者，用药概用大剂。病者请药，辄喜大剂，殊失古人之意。按《局方》中劫药至多而剂量至少，如嘉禾散、膈气散以二钱为剂，五香散、秘传降气汤以三钱为剂，他方中多不过四钱五钱而止。又按东垣《脾胃论》于除风湿羌活汤，每服称三钱；升阳散火汤，每服称半两。古人制方，或增损，或应病，率以轻剂为则；治之不愈，然后用重剂焉。于偏寒、偏热、峻下之方，既以中剂为率，又在用药者临时制宜以加减云。

——按仲景活人书，为医方之祖，其用姜皆有分两，及有不用姜者。今世药剂，每服皆用姜三片，无服无者。故于用姜条下，必开其数，不开者不须用。于本方外加药，有合用姜者，又在临时去取。

——炮制药料，自古各有法制。今不别立篇目，就于各方当制之药下细注。临用之际，必须依法制度，不可厌烦而轻率忽略以误人也。

——云用水一盏，即今之茶盏也，约计半斤许，凡用水仿此为准。

——布列五脏命门六图并系方之外，又立各证，散购诸家秘藏妙方，皆愚尝试应效，备录于后，欲使学者执衡①之有权②

---

① 衡：秤杆。
② 权：秤锤。

耳。谚云传方优于施药，同志君子知忱①之非沽名也欤！

　　——集是书外，又集《脉法指明》一帙，《医论集粹》一帙，有志未梓，姑俟优暇云。②

　　① 忱：信任，相信。《诗·大雅·大明》："天难忱斯，不易维王。"毛传："忱，信也。"
　　② 集是书外……优暇云：此段文字原无，据《珍本医书集成》本补。优暇，空闲时间。

目　录

后 集

目　录

三

前　集

伤寒集

杂病准伤寒治法

人病不止于伤寒，而特立伤寒一法，凡有病而治之，皆当准此，以为之绳度也。

伤寒伤风辨证

伤寒无汗恶寒，面色惨，脉浮紧，鼻壅闭而干。伤风自汗恶风，面色光泽，其脉浮而缓，鼻流清涕。凡遇新得之病，须要如此别之。

伤寒证

足太阳经，头项痛，腰脊强，以少阳、阳明、太阳三经通论，则此经为表。以本经专论，又当分表之表、表之里之异焉。此经受邪最先，外来之邪，莫甚于寒。寒不伤卫而伤荣，卫不受伤则强。寒主收敛闭藏①，所以无汗，无汗卫强，表之实也。太阳之经，有标有本，标病则身热，本病则恶寒。凡伤寒邪，其候必头项痛，腰脊强，脉浮疾，大略与内伤同。内伤则右关以上脉大于左，口腹为之不利；伤寒则左关以上脉大于右，鼻息为之不利。一二日，宜麻黄汤主之。此特举其常数而已。然有一日之内就传经者，亦有二三日只在一经者，不可越经而治。

---

① 藏：原无，据《珍本医书集成》本补。

伤风证

风，阳邪也。风喜伤卫，卫既受伤，则腠理为之不密，所以自汗而恶风，与寒邪伤人不同。寒为肃杀之气，其色必惨，风为鼓舞之气，其色必和，各从其类也。卫者，外卫也，对荣而言，为表之表，对无汗而言，为表之虚，脉来浮缓。然其所可同①者，经络标本而已。是以头项、腰脊俱疼，身表亦为之热，一二日间，宜用桂枝汤主之。其传经与伤寒无异，当以脉证辨之。但桂枝汤颇燥，非通于脉者，不可用也。遇此经症，莫若用易老神术汤，尤为稳当。

伤寒见风伤风见寒

太阳症，头痛，腰脊强，发热，恶寒，无汗，本伤寒也，又感风邪，其脉浮缓，是伤寒见风也。太阳症，头项腰脊俱疼，发热，恶风，自汗，本伤风也，又感寒邪，其脉浮紧，是伤风见寒也。旧用各半汤，今用九味羌活汤。伤寒、伤风，始得之症不同，至传经皆同，故此后混为一治。

伤寒伤风传至肌肉

太阳经伤寒、伤风，失于解表，则传肌肉之间。肌肉之间者，卫荣之下是也。卫荣属太阳之标，肌肉属阳明之标，邪传至此，当一②二日发。其经夹鼻，络于目眦额中，从头下至足，行身之前。以太阳一经而论，则卫为表之表，荣为表之里；以太阳、少阳、阳明三经而论，则少阳为半表半里，阳明为表之里，太阳为表之表也。去太阳未远，其脉尚浮；已入阳明，其

---

① 同：《珍本医书集成》本作"对"。
② 一：天启本作"三"。

脉乃长。未至阳明之本，是以几几而热，目疼鼻干，不得卧也。恶寒症已罢，不可纯用辛热之剂以发之。若误用麻黄、桂枝，则有发黄等症，葛根汤主之。

传　经①

风寒之袭人，有伤经之邪，有传经之邪。其伤经之邪，在卫则桂枝汤，在荣则麻黄汤。其传经之邪，在肌肉则葛根汤，在筋则用大青龙汤。高下浅深各不同。盖荣卫为表之表，肌肉为表之里，至于筋，邪入深矣。特其未入腑，故亦属表之里焉。表症未已，故头项、腰脊强痛，身发热，脉浮紧；里症将作，故烦躁引饮，过饮则停水。所以大青龙汤内用石膏以解烦躁，用杏仁以去水逆。其有身热、呕哕，脉来浮而滑者，则用小青龙汤主之。

传少阳

身之后属太阳，身之前属阳明，身之侧属少阳。邪之袭人，在太阳，则恶寒；在阳明，则恶热；少阳居中，介乎二者之间，其经循胁络于耳，始于目锐眦②，终于窍阴③，交膻中，邪传至此，一寒一热，胸胁痛，耳聋，呕逆，脉弦。太阳在标，可汗而解，麻黄汤是也；在本，可渗而解，五苓散是也。阳明在标，可以解肌，葛根汤是也；在本，可下而解，三承气汤是也。独少阳居中，不表不里，开窍于胆，有入无出，故禁发汗、禁下、禁利小便，唯宜和之，以小柴胡汤。然此方冷热均平，从乎中

---

① 经：天启本作"筋"。

② 眦：原作"背"，据天启本改。

③ 窍阴：指足窍阴穴，位于第四趾外侧趾甲角旁约0.1寸。足少阳经所出为"井"。

而治也。苟里证居多，表证居少，又非此方所能也，当治之以大柴胡汤。

传阳明经

邪之伤经，有高下之不同；邪之传经，有浅深之不一。高则桂枝汤，下则麻黄汤，浅则葛根汤、青龙汤，半深半浅则小柴胡汤，深则大柴胡汤、三承气汤。自柴胡汤以前，皆表之剂也；自小柴胡汤以后，皆下之剂也。未入腑发之，固有微甚矣；已入腑下之，岂无轻重乎？故大柴胡汤治二分里一分表，小承气汤治痞实两证，调胃承气治痞燥实三证，大承气治痞满燥实四证，各各不同也。苟不审而行之，不失之过，则失之不及矣，夫岂可乎？

传三阴经

阳经有太阳、少阳、阳明，阴经有太阴、少阴、厥阴。治阳经顺而易，治阴经逆而难。所以易者，以其治可得而一也；所以难者，以其治不可得而一也。何也？阳经之邪，始寒而终热，有一定之法，人所易知；阴经之邪，或寒而或热，无一定之法，人所难知。苟无所辨，欲下之，则有可温之说以拒之于中；欲温之，则有可下之说以挽之于内。二者交战于胸中，殊无定见，岂不误人性命乎？殊不知阴经之邪有二，有自阳经而传来者，有不自阳经而直中者。自阳经而传来，则为热邪；不自阳经来而直中，则为寒邪。热邪为病，在太阴则腹满而咽干，在少阴则口燥、舌干而渴，在厥阴则烦满而囊缩，脉皆沉疾而有力，是其经虽阴而证则阳矣。其少阴、厥阴，虽有厥逆之症，而内则实恶热而欲得凉也。寒邪为病，在太阴则腹满而吐利、不渴，在少阴则吐利、欲寐、足胫寒而小便色白、恶寒蜷卧或脐腹间痛，在厥阴则手足厥冷、小腹痛、吐利而寒，脉皆沉细而无力，是其经既阴而症又阴也。其少阴、厥阴，虽有燥有烦、干渴之症，终是恶寒而大小便利也。二者之邪，其始之所得既不同，其终之所至亦不同。以此别之，若睹黑白，何难之有哉！大凡临症在两似之间，必须审其得病之始。自阳经传来，或六七日，或十数日，得已上阳邪之候，必须下之以承气辈；不自阳经传来而直中之，初病之间，遂得已上阴邪之候，必须温之以四逆之辈，庶免实虚之祸，而人无夭札之患矣。

结胸 以下皆坏症也

病属于阳，脉必浮数动滑，当以汗解，医反攻里，里虚则邪气因之而入，动于膈中而为结胸。心下硬满痛，脉沉疾有力，或如柔痓状，或心中懊恼，或喘，或舌上燥，而或汗出际颈而还，或水结心下，其兼见之证虽不同，而为结胸之证则一。按之而痛，或痛甚，手不可近。太阳标发热，与本经头痛所传者，大陷胸汤；太阳标与阳明经潮热所传者，大陷胸丸；太阳标与少阳经胁痛所传者，小陷胸汤。临症务要审详。

痞

痞病属于阴，脉必沉涩弱微弦。误下之为痞气，按之不痛，谓之虚邪，其状心下妨满。唯所兼之证不同，故所用之方亦不得而同也。兼热，则用黄连大黄泻心汤；兼冷热不调，则用黄连大黄附子泻心汤；兼阴盛阳虚，则用半夏泻心汤、甘草泻心汤、生姜泻心汤。盖结胸之脉沉实，其病谓之实邪，故下之也急。痞气之脉，关脉必浮，其病谓之虚邪，故下之也缓。彼用大黄则煎之，乃取其气味厚；此用大黄则渍之，取其气味之薄。虽然，亦必脉疾而证热，然后用此法。否，亦不得以易而试之。

其余悉皆阴多阳少者。盖为病发于阴，是以然也。名为泻心，非泻心火之热，泻心下之痞也。读者毋以辞为主焉。

畜[1]血

阳明证，禁利小便，误之则畜血下焦；禁发汗，误之则畜血上焦。未至太阳本五苓散不中与也，而与之则亦成畜血焉。外此又有不当汗而汗之，为衄血，为唾血；当汗而不汗之，为呕血，为吐血，种种各异。畜血上焦，必显血证，不待辨而可明也。畜血中下二焦，本证多有不显，不容以不辨焉。大凡得此症候，小便自利，一也；大便褐色，二也；狂言见鬼，小便淋，三也；小腹满痛，四也；其人如狂喜忘者，五也；不思水，或漱水不欲咽，六也。轻则桃仁承气汤，重则抵当汤。在上则犀角地黄汤、凉膈散加地黄，中则桃仁承气汤，下则生地丸或抵当汤丸。务以一方对一病，毋容差失。

发 黄

脾属土，其色黄，其性湿，以是知黄为脾病也。湿气在里，复瘀热于外，脾胃蒸湿不散而生，谓之湿黄，当汗不汗，当利小便而不利小便之过也。病属阳证，而误用温药而生，谓之干黄。湿黄则一身尽痛，色如黄金样，小便不利，四肢沉重，渴不欲饮；干黄则一身不痛，色如橘样，小便自利，四肢不沉重，渴而引饮。阳明则茵陈蒿汤；兼太阳，麻黄连翘赤小豆汤；兼少阳，柏皮汤。若夫阴证发黄，亦当有辨，引而伸之，触类而长之可也。

发斑 阴证附条下

斑之为病，其候至重。有下之太早，热气乘虚入胃而发；

---

① 畜：通"蓄"。积聚，储藏。《三国志·魏书·高柔传》："畜财积谷而有忧患之虞者，未之有也。"

有下之太迟，热畜胃中而发；有病属阳，用热过多而发；有冬月太暖，人受不正之气至长夏而发。凡得此证，切不可发汗。若误汗，重令开泄，更增斑烂必矣。在肌，葛根橘皮汤；在面，阳毒升麻汤；在身，阳毒玄参升麻汤。若黑班①，非药所能也。辨此证，当于胸腹求之。若手足之间，或有蚊子所啮，则难凭据。果是班证，病人两手脉来浮洪紧数，必有所苦，其班先红后赤；果是蚊子所啮，病人两手脉来恬静和缓，必无所苦，其班先红后黄。以此求之，不能循其情矣。

痉病阴痉附条下

痉病，属太阳经，先曾中风，又感寒湿二气而然。大发湿家汗，亦致此焉。发热恶寒与伤寒似，但项背反强硬，口噤如痫状，此为异耳。身热足寒，项颈强急，恶寒面赤，目赤，头摇，口噤，背反强者，属太阳；头低视下，手足牵引，肘膝相构，属阳明；一目或左右视不正，并一手一足撺掭者，属少阳。无汗，刚痉也，麻黄加独活防风汤；有汗，柔痉也，桂枝加川芎防风汤；太阳兼阳明，防风当归散。所谓汗之、止之、和之，各随其症，此之谓也。

伤寒治法

太阳标病，身热，恶寒，头痛，腰背强，无汗，脉来浮紧，麻黄汤主之。

太阳经病与阳明标病，鼻干，恶热不恶寒，脉浮而长，葛根汤主之。

太阳经病，身热，头痛，项脊强，恶寒，烦躁饮水，脉浮

---

① 班：通"斑"。杂色。屈原《离骚》："班陆离其上下。"下同。

紧，大青龙汤主之。

太阳经病，身热，头痛，项背腰脊强，恶风，心下有水气而呕哕，脉来浮紧，小青龙汤主之。

以上四条，皆表证发汗药也。

伤寒五六日，胸胁满痛，喜呕，往来寒热，脉弦者，少阳经病也，小柴胡汤主之。

伤寒至十余日不解，胸胁满痛而呕，少阳经病也。日晡潮热，大便结而燥，脉数而颇沉，大柴胡汤主之。

目疼，鼻干，发热而不恶寒，大渴而大便未结，脉浮而长，白虎汤主之。

若脉来长而带浮，背微恶寒，无他表证而渴者，阳明经病也，白虎汤加人参主之。

伤寒头痛，项背腰脊强，恶寒，渴而饮水，小便不利，脉来浮紧，太阳本病也，五苓散主之。

以上五条和解药也。

身热，鼻干，身重，气短，腹满，潮热，不恶寒，谵言妄语，心下痞，腹满，大便难，口渴，心烦，自汗，小便赤涩，脉沉而疾滑实长大，大承气汤主之。

身热，鼻干，内热，胃中燥，大便不通，小便赤涩，谵语，心下痞而实，腹中无转失气①，脉沉疾而有力，小承气汤主之。

谵语，身热，小便赤涩，渴而内热，大便难而不满，腹中有转失气，脉沉而疾滑实大，调胃承气汤主之。

以上三条，入里下药也。

前此传阳经之邪用药法也，失治则传入阴经，又具三阴经

---

① 失气：天启本作"矢气"。

治例于后。

腹满实痛，咽干，手足温，脉沉细实有力，桂枝加大黄汤主之。

口燥，舌干而渴，足胫冷，脉沉疾有力，大承气汤主之。

烦满而囊缩，脉沉①疾而有力，大承气汤主之。

以上三条，三阴经下药也。

心下结硬而痛，兼项背强，如柔痓状，自汗，直视，脉沉实而疾，大陷胸汤主之。

心下结硬而痛，兼懊憹不宁者。

心下结硬而痛，直至小腹，兼舌燥而渴，潮热而烦者。

心下结硬而痛，兼头汗自出，头以下无之，小便不利，或发黄者。

心下结硬而痛，兼连胸胁满痛，但微汗出而无大热者。

心下结硬而痛，兼喘者。

以上六证，俱大陷胸汤主之。若非脉沉实而疾与大便闭结，则不可行也。

心下结硬，按之而痛，兼有热者，小陷胸汤主之。

心下结痛，无热证而脉弱者，此寒实结胸也，枳实理中丸主之。若脉沉实者，三物白散主之。

以上八条，治结胸之药也。

心下满而不痛，半夏泻心汤主之。

心下痞，按之濡，关上脉浮而疾，兼热者，大黄黄连泻心汤主之。

心下痞，兼恶寒汗出者，附子泻心汤主之。

---

① 沉：此后原衍"痓"字，据《珍本医书集成》本删。

心下痞硬，胃中不和，兼干呕噫食臭，胁下有水气，腹中雷鸣下利者，生姜泻心汤主之。

心下痞硬，兼干呕心烦不得安者，甘草泻心汤主之。

以上五条，治痞之药也。

小便利而赤，大便下如豚①肝黑色，即褐色也，其人如狂状，桃仁承气汤主之。

小便赤而利，其人欲狂，大腹满痛，抵当汤主之。

身黄少腹硬，小便自利，其人如狂状。

身热而烦，喜忘，大便黑色。

有②热小腹满，小便大便自利，四证俱，抵当汤主之。

血结胸中，心下手不可近，为中部畜血，及无寒热，胸满，漱水不欲咽，喜忘，昏迷、如狂二证俱，桃仁承气汤主之。

以上畜血下药也，必脉沉疾，方可投之。

胸中痛，手不可近，实者，犀角地黄汤主之。若虚，不能饮食，黄芩芍药汤加生姜、黄芪主之。

以上必脉虚洪细数，方可投之。

以上七③条，治畜血之药也。

小便不利，四肢沉重，似渴不欲饮，大茵陈汤主之。

小便不利，发热而渴，茵陈调五苓散主之。

小便自利，四肢沉重，渴欲引饮，栀④子柏皮汤主之。

寒热往来，一身尽黄，小柴胡加栀子汤主之。

少阳、太阳、阳明三经合病，身热不去，小便自利而烦，

---

① 豚（tún 臀）：小猪，也泛指猪。

② 有：天启本作"身"。

③ 七：原作"九"，据《珍本医书集成》本改。

④ 栀：原作"枝"，据《伤寒论·辨阳明病脉证并治》改。

麻黄连翘赤小豆汤主之。

将欲发黄，急用瓜蒂散撸入鼻中，出黄水可也。

以上六条，治黄之药也。

伤冷中寒，脉弱气虚，变而为阴黄者，理中汤加茵陈蒿主之。

小便不利，烦躁而渴，茵陈蒿汤加茯苓、猪苓、滑石、当归、官桂主之。

烦躁，喘呕不渴，茵陈蒿汤加陈皮、半夏、白术、生姜、茯苓主之。

四肢遍身疼者，茵陈蒿汤加附子、甘草主之。

肢体逆冷，腰上自汗，茵陈蒿汤加附子、甘草、干姜主之。

身冷，汗不止者，茵陈蒿汤加附子、干姜主之。

服前药未已，脉尚伏者，茵陈蒿汤加吴茱萸、附子、干姜、木通、当归主之。

以上七条，治阴证发黄之药也。若脉微气弱，莫若仲景三经药方加一味茵陈蒿，尤为稳当。

肌中斑烂，多咳而心烦，但呕清汁，脉浮洪，葛根橘皮汤主之。

面上斑烂多，阳毒已成，腰背痛，烦闷不安，狂言见鬼，下利咽喉痛，下脓血，脉浮大数，阳毒升麻汤主之。

身上斑烂多，热甚烦躁，谵语，喉痹肿痛，阳毒玄参升麻汤主之。

少阳阳明合病发斑，浑身壮热，百节疼痛，升麻栀子汤主之。

通治斑症，消毒犀角饮子主之，或麻黄葛根汤至稳。

阴证有斑，阴毒升麻鳖甲汤主之；大建中汤尤妙。

以上六条，治斑之药也。

项背反张，口噤发热，无汗，反恶寒，脉浮紧者，名刚痉，麻黄加独活防风汤主之。

项背反张，口噤发热，自汗，不恶寒，脉浮缓者，名柔痉，桂枝加川芎防风汤主之。

汗下后不解，乍静乍躁，目直视，口噤，往来寒热，脉浮弦，少阳经病，小柴胡加防风汤主之。

发热头面摇，卒口噤，背反张，脉浮长，太阳兼阳明病，防风兼当归散主之。

项背反张，脉沉而细，口噤，太阴痉也，心腹痛，桂枝加芍药防风防己汤主之。

阴痉脉微弱，手足厥冷，筋脉拘急，汗出不止，头胀①目摇口噤，附子散主之。

阴痉手足厥冷，筋脉拘急，汗出不止，脉来微细，桂心白术汤主之。

阴痉闭目，手足厥逆，筋脉拘急，汗出不止，脉来微弱，附子防风汤主之。

阴痉一二日，面肿，手足厥冷，筋脉拘急，汗不出，阴气内伤，脉来微弱，八物白术散主之。

小续命汤，其②治痉病之要药也。须看虚实、经络，加减用之。

以上九条，治痉之药也。

虚邪传于胸中，结痛，懊侬不得眠，栀子豉汤主之。

---

① 胀：原作"张"，据《珍本医书集成》本改。
② 其：原作"共"，据《珍本医书集成》本改。

身热邪气内传，心中烦而不眠，栀子干姜汤主之。

以上二条，治懊忱之药也。

伤寒坏病变证

太阳标病中风，身热头痛，项强恶风，误下之，前证仍在，加以自汗而喘，胃气不和，脉浮而弱，桂枝加厚朴杏子汤主之。

太阳标本病，头痛项强，自汗恶风，身寒，脉浮而微，误汗之，遂漏不止，小便难而清，四肢拘急，难以屈伸，桂枝加附子汤主之。

太阳标本病，头痛，自汗恶风，误下之，胸满脉促，前证仍在，桂枝去芍药汤①主之。若脉微而迟，桂枝去芍药加附子汤主之。

伤风误汗之，脉浮而缓，反浮而洪，自汗，用桂枝不能止，形似疟，一日再发，桂枝二麻黄一汤主之。

太阳病，身热头痛，脉浮而紧无汗，医发汗过多，其人叉手自冒心，心悸欲得按者，桂枝甘草汤主之。

伤寒已经发汗，表证未除，协热而利，其脉尚浮，桂枝加人参汤主之。

太阳病，身热恶风，项背强而脉浮，误下之，腹满痛而利，桂枝加芍药汤主之。腹满而痛实，不自利，桂枝加大黄汤主之。

太阳标病，头项腰背疼，脉浮紧，已发其汗，多漏不止，加喘而无大热者，不可用桂枝，宜麻黄杏子甘草石膏汤主之。

厥阴标病，伤寒阴结，不大便六七日，大下之，结已去，脉不浮，反沉而迟，手足厥冷，咽喉不利，吐脓血，利不止，

---

① 桂枝去芍药汤：原作"桂枝加芍药"，据《伤寒论·辨太阳病脉证并治上》21条改。

为难治也。若温之，则咽喉痛，唯麻黄升麻汤主之。

太阳脉浮，自汗恶风，伤寒误下之，利不止，脉浮大而长，葛根加黄芩黄连汤主之。

太阳病伤寒，已发其汗而少差，过经十三日不解，胸胁满而呕，日晡潮热，大便结硬，柴胡加芒硝汤主之。

太阳经伤寒，误下之，里未实，胸满气痞，小便清而不利，不当渴而渴，头汗出，往来寒热，柴胡桂枝干姜汤主之。

太阳病伤寒①，发汗后表解，其人脐下悸，欲作奔豚也。当散之，茯苓桂枝甘草大枣汤主之。

太阳经伤寒，吐下后心下逆满，气上冲胸，起则头眩，及脉沉紧，而误汗之，以动其经，身如振摇，桂枝茯苓白术甘草汤主之。

太阳经病伤寒，传里未实，反吐下之而不解，热结于内而微恶风，脉尚浮，白虎加人参汤主之。

伤寒表未解，当汗，误下之，利不止，心下痞，当以理中丸和之。与理中丸益甚，邪在下焦也，赤石脂禹余粮汤主之。

伤寒头痛，当以药汗之，误以火迫劫而致亡阳，必惊狂，起卧不安者，桂枝去芍药加蜀漆牡蛎龙骨救逆汤主之。

伤寒自汗，当与桂枝汤，服药后不解，胸中痞气上冲不得息，寸脉浮，胸中有寒也，瓜蒂散主之。

伤寒发表攻里，表证解，心下痞硬，噫气未除，旋覆代赭汤主之。

阳明经病自汗，医又攻之，小便当不利，今反自利，津液内竭，虽大便硬干燥，宜蜜煎导之。

---

① 伤寒：原无，据天启本补。

少阴病，下利咽痛，胸满心烦，猪肤汤主之。

少阴病二三日，咽喉痛，甘草汤主之。不愈，桔梗汤主之。

少阴病咽中生疮，言语声不出者，苦酒汤主之。

少阴病咽痛，下利，脉微，白通汤主之。利不止，厥逆，无脉，干呕者，白通加猪胆汁汤主之。

少阴病四五日，腹痛小便不利，四肢沉重，或咳或呕，真武汤主之。

少阴病三四日以上，经病渐好，但心中烦不得卧者，黄连阿胶汤主之。

病人手足厥冷，心下满而烦，寸脉乍紧，瓜蒂散主之。

厥阴四肢逆冷，心下悸者，内伤冷水故也，茯苓甘草汤主之。

伤风附

伤风面色光泽，发热，头背腰脊疼，自汗恶风，脉浮缓，桂枝汤主之。非恶风不可用，设在两疑之间，莫若用神术汤主之。

辨伤寒潮热形证死诀

合汗不汗，令病人九窍闭塞而热闷乱者，死。

合泻不泻，令病人腹胀满，身虚肿者，死。

合灸不灸，令病人阴疝凝，待①上冲者，死。

不汗强汗，令病人鼻塞吐血，心肝受损者，死。

不泻强泻，令病人肠滑者，死。

不灸强灸，令病人火气入肠，五脏受邪者，死。

---

① 待：原无，据天启本补。

辨外证九候死诀

患人头有汗，身体不凉，焦躁极者，死。

患人自觉骨髓热，口出气粗，肤虚肿者，死。

患人肠胀大呕者，死。

患人汗出如油，转出不流，口噤，战者，死。

患人先手足焦，口唇裂，舌黑鼻塞者，死。

患人心下闷，上气喘粗，胃气逆者，死。

患人汗不出，鼻塞不止①者，死。

入患门察形证诀

凡入患人门到床前，病人自在冷笑者，死。

患人四肢沉重，昏咳噫慢者，死。

患人扶着，身重如石，强叫者，死。

患人眼目盲，谓之神光脱者，死。

患人小肠荣卫不行胞络者，死。

六经分属病证

心图病证
风

头风热　半身不遂　手足战　风眩晕　肩胛②风　拘挛顽麻疼痛　痫证

寒

冷气痛　寒干胞络痛　不耐风寒

---

① 止：《珍本医书集成》本作"通"。

② 胛：天启本作"痹"。

热

五心烦热　内热

火

煎厥

气

气短气促

血

吐血　咳血　咯血　嗽血　衄血

诸痛

胃口痛　胸背胀痛　肩背项痛　痞满

虚

虚烦　不能劳役　心悬如饥　盗汗

呕

兀兀欲吐　呕哕

疮

干渴　疮疡　疥癣　丹瘭①瘾疹②　口舌疮

眼目

努肉③烂弦　翳膜　昏朦

闷乱

神不宁

积

伏梁

---

①　瘭（biāo 标）：指手指头肚急性化脓性疾病，俗称"蛇头疔"。

② 　瘾疹：又称"瘾疹"，即荨麻疹。

③ 　努肉：古医籍中努肉、弩肉常互称。

肝图病证

风

牙关不利　半身不遂瘫痪　中风　面热　头大腮肿

寒

冷泪　小腹冷痛　厥煎

湿

通身骨痛

热

热气上攻头目　发热日间潮作

火

目暴发赤肿

痿

筋脉缓弱　筋弛无力　四肢不收

痰

痰气壅塞　腹中漉漉有声

气

腹胁虚胀　小腹胀满

血

胁下有死血痛　左边发热　死血停滞

诸痛

心下满痛　胁痛应心背　疝气　胁肋走痛

积

疝①癖　癖积发热

虚

---

①　疝：原作"弦"，据《珍本医书集成》本改。下同。

头晕　夜梦鬼交

目

烂弦倒睫　常欲瞑目

肾图病证

虚

腰腿膝无力　遗精淋沥白浊　阳事不举　少精　眼黑昏暗
劳则小水赤　精滑不耐久　咯血困乏脚弱　手足酸　盗汗

遗精白浊

小便如泔精出如膏　得热则梦遗　精脱白浊

气

冷气冲逆　小肠气

胀满

小肠胀痛　小腹痛满　小腹满　小腹坚硬

诸痛

骨节腰疼　背膊酸疼足麻　偏坠寒疝　小腹冷痛　耳重
偏正头风　腰痛

淋

癃闭　小水赤　尿血　小水频

积

疝气癥瘕　奔豚气

耳

聤耳　耳鸣

肾泄

肺图病证

风

垂肩风　顽麻

寒

痰嗽　怯寒　牙冷痛　内热外热

暑

发热闷乱

热

烦躁　四肢热　骨蒸　咽喉干　皮肤干燥

火

大便不通　胸中热壅

痰

嘈杂吐水

气

胸中气滞　气逆　气促　上焦胀　热喘

虚

自汗　气短　瘦弱　寒热交作肺痿　津液不到咽

咳嗽

嗽　嗽脓血　喘嗽

呕逆

呕逆吞酸

喉

喉肿痛

积

右胁积气

疮

丹疹　疮痒　疥癣

脾图病证

暑

吐泻喘渴燥　热烦

热

上饮下便　夜间发热　黄疸　气喘烦热欲吐　大便不通热
壅　消中

虚

脏腑不调　口失滋味　不能动作　不思饮食　精神短少
发热好眠

胀满

浮肿　气不升降　腹胁胀痛　水肿皮黄　心腹胀满

伤食

伤冷食　宿食不化

呕吐

咳逆哕　吐逆

吐泻

腹中不实常泻　吐水　泻下完谷　脾泄　反胃　暴泄　霍
乱　干霍乱

痢

噤口痢　赤白痢　里急后重

疟

疟　痎疟①

寒热

---

① 痎（jiē接）疟：古代疟疾统称，以寒战、壮热、出汗、定期发作为
特征。

肌热怯寒　寒热　身体消瘦

积

当脐有积

诸痛

四肢痛　骨节烦疼　牙痛　腹痛肤泠

痰

嘈杂恶心　寒痰停聚

口唇生疮

牙齿宣露

命门图病证

冷

下元冷　小腹下冷冲心　背恶寒

热

自汗发热　小水热痛　脚热红肿　足下热　小水赤　五心烦热

气

癖气气上呕逆

虚

羸弱少力　脱精　面色痿黄　阴虚发热　精神短少　昏花耳鸣　寐汗多惊　下虚　头面如火　唇口干燥　痿软劳瘵

火

足下有火冲入小腹　昏冒

水气

腰脚浮肿　身体沉重　脐内声吼大小便不利　脐下动悸下黑粪　小水遗沥　小水不通

多吐痰

臀尻足腿疮肿

六经证治之图

心部证治之图

心经　手太阳　手少阴

引经药　藁本　独活

腑脏平脉　手小肠脉洪大而紧　手心经脉浮大而散

虚　补药：当归　熟地黄　紫石英

实　泻药：山栀子　赤茯苓

冷　温药：桂心　细辛

热　凉药：黄连　生地黄

手太阳

浮　下指即见

迟　一息一至二至三至

　虚　无力。（冷）盗汗，汗出过多，大建中汤四、小建中汤廿四；肩背无力，不能久坐，十全大补汤廿七；气短气促，上焦虚，十全大补汤廿七；七情内伤，冷气痛，痰塞咽，四逆汤七、四七汤四十二。（热）寝时头汗，五心烦热十全大补汤廿七；虚烦口干，十全大补汤廿七。

　实　有力。（冷）风气拘挛，手足顽麻不仁，乌药顺气散九十三、八味顺气散九十七；心下胃口痛，满闷，草豆蔻丸一百三十八。（热）头痛，风热耳聋，彻清煎①八十六；肩背项骨疼，通气防风汤六十四。

　手太阳

---

① 煎：原作“膏”，据《珍本医书集成》本及附方改。

浮 下指即见

数 一息六至以上

虚 无力。（冷）皮肤灼热，不耐风寒，补中益气汤六十一。（热）风眩头晕，川芎散一百十四；手足战掉，语言謇涩，神昏气乱，羌活愈风汤二十九；血腥气，吐血，咳血，咯血，易老门冬饮七十九。

实 有力。（冷）疥癣疮肿，丹瘰瘾疹，复元通气散一百十一；疟病，小柴胡汤十四；半身不遂，口眼㖞斜，省风汤三十九。（热）弩肉侵睛，赤眼烂弦，散热饮子八十一；口舌生疮，导赤散八十八；疟疾，发渴，小柴胡汤加天花粉十五；口干舌苦，闷乱煎厥，导赤散八十八；胸中热闷，兀兀欲吐，凉膈散百九。

心小肠附

中 微按而见

平 四至五至

手少阴

沉 重按始见

迟 一息一至二至三至

虚 无力。（冷）多言则咳，气短神昏，十全大补汤廿七；健忘，神不宁，归脾汤四十六；不能劳役，手足酸软，动作多汗，肌热，十全大补汤二十七。（热）翳膜遮睛，视物昏花，蝉花无比散九十九。

实 有力。（冷）伏梁积，助气丸一百二十六；胸中如刀刺痛，七气汤三十五、四七汤四十二；胸背胀痛，不能转侧，七气汤三十五；气逆呕哕，饮食不下，苏子降气汤三十；心下痞满，半夏泻心汤一十三。（热）垂肩风，肩痹疼，通气防风汤六十四；

咽干津液少，八物汤五十五。

手少阴

沉　重按始见

数　一息六至以上

虚　无力。（冷）手足战，筋惕肉瞤①似风，十全大补汤二十七。（热）心悬如大饥之状，平补镇心丹百五十七；嗽血，面赤，易老门冬饮子七十九；衄血，犀角地黄汤二十二。

实　有力。（冷）客寒干胞络，痛而呕，七气汤三十五。（热）头面如火燎，视物昏蒙，凉膈散百九；五痫，朱砂滚痰丸百廿五；内热引饮，凉膈散百九；郁冒闷乱，金花丸百四十五。

妇人　诸病属心，准男子治。

经事又见肝，血崩见肝肾。

小儿　诸病属心，准大人治。

惊热又见肝。

肝部证治之图

肝经　足少阳　足厥阴

引经药　柴胡　柴胡

腑脏平脉　胆脉弦大而浮　肝脉弦而长

虚　补药：当归　阿胶　酸枣仁　苦参

实　泻药：桃仁　柴胡　青皮

冷　温药：吴茱萸　山茱萸

热　凉药：草龙胆②

足少阳

---

①　瞤：指肌肉抽掣跳动。

②　草龙胆：即龙胆草。《本草图经》称龙胆草为草龙胆。

浮 下指即见

迟 一息一至二至三至

虚 无力。（冷）胁痛，应心背，木香顺气汤六十；腹胁虚胀，当归四逆汤加吴茱萸六；目迎风冷，泪明目，细辛汤七十三。（热）赤眼烂弦，卷毛倒睫，神效黄芪汤七十五。

实 有力。（冷）风寒稽留，痰气壅塞，青州白丸子百卅一；胁下痛，草豆蔻丸百卅八、丁香楝实丸百卅九；牙关不利，四肢拘急，小续命汤九；半身不遂，小续命汤九；胁下痃癖，起自小肠，肥气丸百四十九、助气丸百二十六。（热）筋痿骨痛，五心热，十全大补汤二十七。

足少阳

浮 下指即见

数 一息六至以上

虚 无力。（冷）筋弛无力，眩晕，十全大补汤廿七。（热）筋软，不能行履，清燥汤七十一；目睛不和，头重晕，地黄丸百十八；左瘫右痪，补阴丸百五十一、羌活愈风汤二十九、四白丹百六十四、二丹丸①百五十六。

实 有力。（冷）通身骨节疼痛，羌活胜湿汤六十九；心下满痛，或寒或热，小柴胡汤加青皮枳实②山栀十六。（热）目暴发赤肿，洗肝散九十；胁下有死血痛，犀角地黄汤二十二；中风，眩晕，语言謇涩，牙关紧急，便溺阻碍，防风通圣散百五.

肝胆附

中 微按而见

---

① 二丹丸：原作"一白丹"，据附方改。

② 青皮枳实：原无，据《珍本医书集成》本及附方补。

平　四至五至

足厥阴

沉　重按始见

迟　一息一至二至三至

虚　无力。（冷）胀逆拘急，面青筋露，当归四逆汤五；肾不足，精自出，夜梦鬼交，八味丸百十九；筋脉弱不能劳，视物不明，阴痿，阴囊湿痒，八味丸百十九；身体痛如被打，真武汤二十一；小腹结硬，冷气冲上，当归四逆汤加吴茱萸六。（热）身体重痛，羌活胜湿汤六十九。

实　有力。（冷）小腹胀满，吴茱萸内消丸百二十七；疝气，蟠葱散九十四、盐煎散九十一。（热）身体左边头面热，死血停滞，桃仁承气汤二十三、左金丸百四十七、泻青丸百五十三；癖积发热，痛吐酸醋，左金丸百四十七。

足厥阴

沉　重按始见

数　一息六至以上

虚　无力。（冷）伏阴在内，常欲闭目四物汤加桂心五十一。（热）四肢不收，不能起于床，手足渐细八物汤五十五①、大秦艽汤四十；疟疾发作，吐逆，烦渴小柴胡汤十四。

实　有力。（冷）胁下走痛，手不得近，小柴胡汤加枳壳十七；悬饮，支饮，腹中漉漉有声，逆气，二陈汤加黄连四十五。（热）左边瘀血发热，日间静，晚下甚，防风通圣散百五；客风面热，头大腮肿，防风通圣散百五；热气上攻头目，赤肿痛苦，洗肝散九十、消毒散一百。

---

① 五：原作"四"，据附方改。

妇人　诸病属肝，准男子治。

经事又见心、肾、命门。

带下又见肾、命门①。

血崩又见心、肾、命门。

癥瘕又见肾、命门。

小儿　诸病属肝，准大人治。

惊风热又见心。

肾部证治之图

肾经　足太阳　足少阴

引经药　藁本　羌活　独活　肉桂

腑脏平脉　膀胱脉洪滑而长　肾脉沉而软滑

虚　补药：熟地黄　胡芦巴　五味子　山茱萸

实　泻药：猪苓　泽泻

冷　温药：附子　吴茱萸　肉桂　益智

热　凉药：知母　黄柏　地骨皮

足太阳

浮　下指即见

迟　一息一至二至三至

虚　无力。（冷）下虚，阳事不举，还少丹百五十八；冷气冲逆，吐痰不已，黑锡丹百五十九；腰腿膝无力，阴囊湿痒，八味丸百十九、牛膝丸百四十六；脏寒，真气不足，少精，还少丹百五十八；夜梦鬼交，遗精，淋沥，白浊，怯劳，巴戟丸百二十。（热）劳则小水，赤少涩滞，地黄丸百十八、八味丸百十九；小便色如米泔，精自出如脂膏，小菟丝子丸百三十、八味丸百

---

①　门：原无，据天启本补。

十九。

实 有力。（冷）腰胯痛，牛膝丸_{百四十六}；小腹内胀痛，木香踏气丸_{百四十}、丁香①楝实丸_{百三十九}。（热）小便赤涩不通，六一散_{九十六}；便毒，疳疮，六一散_{九十六}、滋肾丸_{百五十二}。

足太阳

浮 下指即见

数 一息六至以上

虚 无力。（冷）眼赤暗，少精神，补益肾肝丸_{百十七}。（热）得热则梦遗，精自出，三才封髓丹_{百六十三}；背膊酸疼，足麻痹，大羌活汤_{七十二}；咯血，困乏无力，四物汤_{五十}、四物汤加炒蒲黄_{五十四}、地芝丸_{百四十八}。

实 有力。（冷）上焦虚，耳作脓，补益肾肝丸_{百十七}。（热）淋，癃闭，六一散_{九十六}、导赤散_{八十八}；阴卵肿大，小水色变，滋肾丸_{百五十二}；小水数而赤，甚则尿血，膀胱畜热，溺则茎②中痛，四物汤加木通_{五十二}。

肾_{膀胱附}

中 微按而见

平 四至五至

足少阴

沉 重按始见

迟 一息一至二至三至

虚 无力。（冷）脚弱胫酸，无比山药丸_{百十六}；腰痛，青

---

① 丁香：原无，据《珍本医书集成》本及附方补。
② 茎：原作"胫"，据《珍本医书集成》本改。

娥丸百十五；精气不足及不固，离珠丹百六十一、金锁镇元丹百六十；小腹虚寒作痛，沉香鹿茸丸百二十八；肾泄，无比山药丸百十六。（热）耳重，偏正头疼，补益肾肝丸百十七；白浊，巴戟丸百二①十。

实 有力。（冷）偏坠寒疝，天真丹百六十二；阴疝，疝气，癥瘕，蟠葱散九十四、盐煎散九十一；石肾，丁香楝实丸百三十九、川②苦楝散百十二；小肠气，川苦楝散百十二。（热）足下时热如火，表则恶寒，黄连黄柏知母丸百五十五。

足少阴

沉 重按始见

数 一息六至以上

虚 无力。（冷）耳作蝉鸣，须发脱落，八味丸百十九。（热）手酸脚软，盗汗，地黄丸百十八；精滑不耐久，三才封髓丹百六十三。

实 有力。（冷）奔豚气，奔豚丸百五十四；小腹满痛，应心背，川苦楝散③百十二。（热）小腹满，上支两胁痛，四物汤加青皮五十三；小水频而少或赤涩，导赤散八十八；小腹坚硬，关格不通，茯苓琥珀汤七十六。

妇人 诸病属肾，准男子治。

经事又见心、肝、命门。

带下又见肾。

血崩又见心、肝、命门。

小儿 诸病属肾，准大人治。

---

① 二：原作"三"，据《珍本医书集成》本及附方改。
② 川：原无，据《珍本医书集成》本及附方补。
③ 散：原作"丸"，据《珍本医书集成》本及附方改。

疥又见命门。

肺部证治之图

肺经　手阳明　手太阴

引经药　葛根　白芷　升麻　葱白

腑脏平脉　大肠脉浮短而滑　肺脉浮涩而短

虚　补药：阿胶　天门冬　麦门冬　人参　五味子

实　泻药：桑白皮　杏仁

冷　温药：白豆蔻　藿香

热　凉药：黄芩　石膏

手阳明

浮　下指即见

迟　一息一至二至三至

虚　无力。（冷）腠理疏，自汗，十全大补汤二十七、黄芪建中汤三、桂枝汤一；水气，气短不足以息，四君子汤四十七。（热）虚热，或寒热反作，十全大补汤二十七。

实　有力。（冷）背膊劳强，垂肩风，羌活胜湿汤六十九；胸中壅滞，温中汤五①十六；寒痰作嗽，参苏饮八十五、二陈汤四十四、理中丸加半夏百二十三。（热）胸中痰火，嘈杂，吐水，二陈汤加黄连四十五、小半夏汤二十六。

手阳明

浮　下指即见

数　一息六至以上

虚　无力。（冷）皮肤疮痒，得汤则快，败毒散八十九。（热）虚喘气促，易老门冬饮子七十九；皮肤不仁，丹毒瘾疹，

---

① 五：原作"六"，据《珍本医书集成》本及附方改。

大羌活汤七十二；伤暑发热，呕吐闷乱，清暑益气汤六十七；咳嗽多痰吐，参术调中汤七十四；咽喉干，麦门冬饮子八十。

实 有力。（冷）呕逆，小柴胡汤加竹茹十九；丹毒，疥癣痛痒，败毒散八十九、治风煎八十七。（热）喉肿痛，甘桔汤三十四；胸中出血，烦躁，犀角地黄汤二十二。

肺大肠附

中 微按而见

平 四至五至

手太阴

沉 重按始见

迟 一息一至二至三至

虚 无力。（冷）皮毛聚而落，瘦弱，十全大补汤二十七；少气肺痿，四君子汤加五味子四十八；肤冷怯寒，桂枝汤加人参二。（热）四肢困热，十全大补汤廿七；津液不到咽，四君子汤加五味子桔梗四十九。

实 有力。（冷）右胁有积，助气丸百二十六；上焦寒，浊气在上，䐜①胀，木香顺气汤六十；大寒犯脑，牙齿痛，白芷散百七。（热）皮肤不仁，顽麻疏风汤六十三。

手太阴

沉 重按始见

数 一息六至以上

虚 无力。（冷）呕逆吞酸，小柴胡汤加吴茱萸二十。（热）骨蒸劳瘦，咳嗽，潮热面赤，黄芪鳖甲散百四；嗽浓血，痰中

---

① 䐜（chēn 嗔）：原作"填"，据《珍本医书集成》本改。䐜，饱胀之意，即上腹胀满。

带红丝如线，成痿，补肺散九十八、麦门冬饮子八十；皮肤干燥，日渐黑瘦，麦门冬饮子八十。

实 有力。（冷）内热外寒，大羌活汤七十二。（热）喘嗽，烦赤，泻白散百二；热喘，金花丸百四十五；胸中热壅，喘息粗大，凉膈散百九。

妇人 诸病属肺，准男子治。

小儿 诸病属肺，准大人治。

脾部证治之图

脾经 足阳明　足太阴

引经药 葛根　升麻　升麻　芍药

腑脏平脉 胃脉浮长而滑　脾脉缓而大

虚 补药：人参　黄芪　白术

实 泻药：大黄　芒硝　赤芍药

冷 温药：干姜　吴茱萸　益智仁

热 凉药：石膏　芒硝

足阳明

浮 下指即见

迟 一息一至二至三至

虚 无力。（冷）口失滋味不美，寒热，理中汤八；腹中不实，常泻水谷，理中丸百二十二；冷泻腹疼，附子理中丸百二十九；病久不能食，脏腑不调，中气不运，理中丸百二十二；食饮不下，下即吐逆，橘皮汤五十七、黑锡丹百五十九；腹冷，腹皮底下痛，理中汤八。（热）四肢骨节烦疼，劳役所伤，补中益气汤六十一；邪热不杀谷，上饮下便，补中益气汤六十一。

实 有力。冷四肢痹痛，麻木不仁，蠲痹汤三十六；咳逆哕，橘皮干姜汤三十七、丁香散百十三。（热）宿食不消，胃口疼，草豆蔻丸_{百三十八}。

足阳明

浮 下指即见

数 一息六至以上

虚 无力。（冷）肌热如火，心下怯寒，十全大补汤_{二十七}；伤冷食，成霍乱，四君子汤_{四十七}。（热）噤口痢，香连丸_{百三十四}；伤暑，身体烦热，清暑益气汤_{六十七}；伤暑吐泻，喘渴烦躁，清暑益气汤_{六十七}、胃苓汤_{六十八}、香薷饮_{八十三}；胃口痛，眩运吐水，草豆蔻丸_{百卅八}。

实 有力。（冷）浮肿，肿满如鼓，七气厚朴汤_{卅八}。（热）痰作四肢疼，控涎丸_{百三十六}；三焦填塞，气不升降，中满分消丸_{百四十一}；风毒牙疼，牙龈肿，独活散_{百六}；昼则明了，夜则发热，小柴胡汤加生地黄_{十八}、麦门冬饮子_{八十}；唇干燥，生疮，人参石膏汤_{四十三}、白虎汤_十。

脾_{胃附}

中 微按而见

平 四至五至

足太阴

沉 重按始见

迟 一息一至二至三至

虚 无力。（冷）手足酸软，行走欹斜，四君子汤_{四十七}、黄芪汤_{五十八}；脾泄，理中汤_八；腹疼肤冷，足胫肿，温中汤_{五十六}；寒痰停滞，阴阳阻隔，理中汤_八。（热）饮食所伤，劳役过甚，腹胁胀满，短气升阳，顺气汤去黄柏_{六十六}；牙齿宣露、动摇，劳役尤甚，十全大补汤_{二十七}、四君子汤_{四十七}、补中益气汤_{六十一}；虚热发，不思饮食益黄散_{百三}。

实　有力。(冷)反胃，食入即吐，五膈宽中散九十二、桔梗汤三十三、木香散百一十；水肿，皮黄身重，五淋散九十五、煮枣方百六十五；伤食，心腹疼胀，温中汤五十六、槟榔丸百四十二；痰饮，嘈杂，恶心，茯苓汤四十一。(热)疟，交加饮子八十二。

足太阴

沉　重按始见

数　一息六至以上

虚　无力。(冷)水泻注水，胃苓汤六十八；冷食内伤，益胃散百一。(热)气喘，烦热，欲吐，朱砂安神丸百廿四；日高后身发潮热，懒动作，好眠睡，升阳①散火汤七十；食后思睡，精神短少，补中益气汤六十一；热来如坐甑中，热去恶寒不已，身体消瘦，黄芪汤五十八。

实　有力。(冷)骨节疼痛，饮食无味，羌活胜湿汤六十九。(热)里急后重，下痢脓血，芍药汤七十七、香连丸百三十四；宿食不消，当脐有积，痞气丸百五十；黄疸，小便涩，茵陈蒿汤十一；消中，三黄丸百三十七、金花丸百四十五；大便不通，热壅，大承气汤十二、大柴胡汤二十五。

妇人　诸病属脾，准男子治。

小儿　诸病属脾，准大人治。

命门部证治之图

命门经　手少阳手厥阴

引经药　柴胡柴胡

---

①　阳：原作"麻"，据《珍本医书集成》本及附方改。

腑脏平脉 三焦脉洪散而急　包络脉①

虚 补药：熟苄② 黄芪 白术 沉香 肉苁蓉

实 泻药：地骨皮 青皮

冷 温药：附子 肉桂

热 凉药：地骨皮 牡丹皮

手少阳

浮 下指即见

迟 一息一至二至三至

虚 无力。（冷）羸弱少力，面色黧黑，十四味建中汤三十一；真气不足，脱精，巴戟丸百廿；下焦冷，脚膝酸软，八味丸百十九；小腹下冷，气冲心，四逆汤七。（热）小便频而少遗沥，十全大补汤加益智仁二十八；夜梦鬼交，自汗发热，巴戟丸百二十。

实 有力。（冷）小腹气上，呕逆恶心，蟠葱散九十四、茱萸内消丸百二十七。（热）腰脚重，发浮肿，五苓散百八。

手少阳

浮 下指即见

数 一息六至以上

虚 无力。（冷）上下不交，元阳不固，惊悸健忘，八物定志丸百二十一。（热）足下发热，入腹冲上，头面颈多汗，滋肾丸百五十二；癖气由小腹贯胁下，或聚或散走移，黄连黄柏知母丸百五十五；阴虚发热，五脏齐损，三才封髓丹百六十三、地芝丸百四十八；血出③过多，面色痿黄，升阳去热和血汤五十九。

---

① 包络脉：按本书"六经证治之图"的体例，此下疑脱脉之形，待考。

② 熟苄：即熟地。地黄，古称"苄"。

③ 出：原无，据《珍本医书集成》本补。

实 有力。（冷）目中溜火，视物昏花，耳鸣，寝汗，憎风，行步不正，卧而多惊，补益肾肝丸百十七；下血便红，四物汤五十。（热）小水热痛如沃汤，五淋散九十五；脚气，发热红肿，清燥汤七十一、当归拈痛汤六十二。

命门三焦附

中 微按而见

平 四至五至

手厥阴

沉 重按始见

迟 一息一至二至三至

虚 无力。（冷）腰背肩痹痛，头疼，不能任劳，十全大补汤廿七；精神短少，无比山药丸百十六；多吐痰唾，无比山药丸百十六；时虽盛暑，背尤恶寒，四逆汤七。（热）小水赤，五心烦热，十全大补汤二十七。

实 有力。（冷）身体沉重，疼痛，真武汤二十一；脐下动悸，内有水者，麝①香大戟丸百三十二。（热）脐下声吼，大小便涩闭不利，麝香大戟丸百三十二。

手厥阴

沉 重按始见

数 一息六至以上

虚 无力。（冷）气血不足，颜色不意，或唇口干燥，双和汤卅二；咳嗽，气少嗜卧，渐成劳瘵，地黄丸百十八。（热）房劳损冲任督三脉，足下有火，冲入小腹，昏冒，金花丸百四十五、补阴丸百五十一；痿软，足不任，脚胫肿，清燥汤七十一；

---

① 麝：原作"射"，据《珍本医书集成》本改。下同。

茎中作痛，小水不通，滋肾丸百五十二；臀尻足腿疮肿，当归拈痛汤六十二。

实　有力。（冷）下虚憎寒，每遇饮食后，头面皆如水，金花丸百四十五。（热）下焦畜血，时下黑粪，桃仁承气汤二十三。

妇人　诸病属命门①，准男子治。

经事又见心、肾、肝。

血崩又见心、肾、肝。

小儿　诸病属命门，准大人治。

疳又见肾。

治病合用药方

汤类饮煎附

桂枝汤一

桂枝二钱半　芍药　生姜各一钱五分　甘草炙，一钱

上细切，用水一盏半，大枣二枚，煎至一盏，去渣②温服。

（云用水一盏，即今之茶盏也，约计半斤许。凡用水，仿此为准。）

桂枝汤加人参二

本方加人参一钱

黄芪建中汤三

黄芪蜜炒，一钱　桂枝二钱半　甘草炙，一钱　白芍药一钱半，又云三钱　生姜五片　大枣一枚

上细切，用水二盏，煎至八分，去渣，入饧糖一匙，再煎

---

① 门：原无，据文义补。
② 渣：原作"查"，据文义改。下同。

服。或呕者、中满者，勿用饧糖，以甘故也。

大建中汤四

桂心去皮，一钱　芍药　黄芪蜜炒　半夏汤泡。各七分　人参
当归酒洗　甘草炙。各二分　附子面裹炮。一分半　生姜一钱六分　大
枣二枚

上细切，用水一盏半，煎至一盏，去渣温服。

当归四逆汤五

当归酒洗　桂去皮。各一钱　芍药酒炒　细辛　通草去皮　甘
草各六分半　枣二枚

上细切，用水一盏半，煎至七分，去渣温服。如其病有久
寒者，加吴茱萸、生姜主之。

当归四逆汤加吴茱萸六

当归酒洗　桂去皮　芍药酒炒　细辛各一钱　通草去皮　甘草
炙。各六分　吴茱萸汤泡，五个　枣二枚　生姜二钱

上细切，用水一盏半，煎至八分，去渣温服。

四逆汤七

附子炮。七分半　干姜炒　甘草炙。各一钱半

上细切，用水一盏半，煎至七分，去渣服。未瘥，若急，
更作一剂。

理中汤八

人参　白术　干姜炒　甘草炙。各一钱半

上细切，用水一盏半，煎至七分，去渣温服。

小续命汤九

麻黄去节　人参去芦　黄芩酒炒　白芍药酒炒　甘草炙　川芎
杏仁去皮尖，另研　桂枝　生姜　防己去皮。各五分　防风去芦。六分
附子童便煮，去皮脐。二分半

上细切，用水一盏半，煎至一盏，去渣稍热服。

白虎汤十

石膏二钱八分　知母六分　粳米九钱　甘草一钱二分

上细切，用水二盏，煎至八分，热服。口燥烦渴，脉虚者，加人参一钱。

茵陈蒿汤十一

茵陈七钱半　栀子三枚　大黄一钱半

上细切，用水二盏，先煎茵陈减半，再入后二味，煎至八分，去渣温服。

大承气汤十二

厚朴姜汁炒，二钱　芒硝　大黄　枳实麸炒，各一钱

上细切，用水二盏，先煎厚朴、枳实，至一盏，再入大黄，取煎六分，去渣，再入芒硝，再煎一二沸温服，以利为度。未利再投一服。

半夏泻心汤十三

半夏汤泡。一钱半　黄连二钱半　黄芩　人参　甘草各七分干姜一钱　枣一枚

上细切，用水二盏半，煎至八分，去渣温服。

小柴胡汤十四

柴胡二钱　黄芩　人参　半夏汤泡七次。各七分半　甘草六分枣一枚　姜五分

上细切，用水一盏半，煎至一盏，去渣温服。

小柴胡汤加天花粉十五

本方加天花粉七分半

小柴胡汤加青皮枳实山栀十六

本方加青皮去瓤　枳实麸炒　山栀炒。各五分

小柴胡汤加枳壳十七

本方加枳壳麸炒。五分

小柴胡汤加生地黄十八

本方加生地黄酒洗。七分

小柴胡汤加竹茹十九

本方加竹茹三分

小柴胡汤加吴茱萸二十

本方加吴茱萸汤泡七次。五分

真武汤二十一

芍药二钱　附子炮去皮。一钱　生姜七分半　白术　茯苓去皮。各五分

上细切，用水二盏，煎至八分，去渣温服。

犀角地黄汤二十二

犀角屑一钱二分，如无，以升麻代之　芍药酒炒。九分　生地黄酒洗。二钱四分　牡丹皮一钱三分

上细切，用水一盏半，煎至七分，去渣温服。

桃仁承气汤二十三

桃仁去皮尖研。一钱　大黄二钱　甘草炙　芒硝　桂心各六分

上细切，用水一盏半，煎至一盏，去渣，纳芒硝，再煎一二沸，温服。血尽为度，未尽再服。

小建中汤二十四

桂枝一钱　甘草炙。一钱　白芍药酒炒。三钱　大枣一枚　生姜一钱

上细切，用水一盏半，煎至一盏，去渣入饧糖一匙，再煎化服。

大柴胡汤二十五

柴胡去芦。二钱　黄芩　芍药　半夏汤泡七次，各七分半　枳实麸炒　大黄各三分　生姜一钱　大枣一枚

上细切，用水一盏半，煎至一盏，去渣温服，以利为度。未利再投一服。

小半夏汤二十六

半夏汤泡，一钱　赤茯苓去皮。一钱六分

上细切，用水二盏，煎至一盏，去渣，入姜汁一匙，再煎一二沸温服。

十全大补汤二十七

人参去芦　白术　白茯苓去皮　甘草炙　当归酒洗　川芎熟地黄　白芍药　黄芪蜜炙　肉桂去皮。各五分　生姜一钱　大枣一枚

上细切，用水一盏半，煎至一盏，去渣温服。

十全大补汤加益智仁二十八

本方加益智仁去壳，五分

羌活愈风汤二十九

羌活　甘草炙　防风去芦　蔓荆子　川芎　熟地黄酒洗　细辛　枳壳去穰，麸炒　人参去芦　麻黄去节　甘菊　薄荷①　枸杞子　当归酒洗　知母　地骨皮　黄芪　独活　白芷　杜仲姜汁炒，去丝　秦艽去芦　柴胡去芦　半夏汤泡　前胡②去芦　厚朴姜汁炒防己去皮。各二分半　白茯苓去皮　黄芩　芍药各三分半　石膏　苍术米泔浸　生地黄　桂去皮。各一分半

上细切为粗末，用水一盏半，煎至一盏，去渣温服。如欲

---

① 荷：原作"苛"，据《珍本医书集成》本改。薄荷，《品汇精要》称"薄苛"。下同。

② 前胡：原作"全胡"，据《洁古家珍》羌活愈风汤改。下同。

汗，加制麻黄三分；如欲利，加大黄三分；如天阴雨，加生姜一钱。

苏子降气汤三十

当归酒洗　甘草炙　前胡去芦　厚朴姜汁炒　肉桂去皮　陈皮去白。各五分　紫苏子捣碎　半夏曲各一钱二分半　生姜一钱　大枣一枚

上细切，用水一盏半，煎至一盏，去渣，不拘时服。

十四味建中汤三十一

当归酒洗　白芍药酒炒　白术　麦门冬去心　黄芪蜜炙　甘草炙　肉苁蓉酒浸，去甲　人参　川芎　肉桂去皮　附子炮　半夏汤洗　熟地黄酒洗　白茯苓各三分　生姜一钱　大枣一枚

上细切，用水一盏半，煎至一盏，去渣，空心温服。

双和汤三十二

白芍药酒炒　当归酒洗　熟地黄酒洗　黄芪蜜炙。各七分　川芎　肉桂去皮　甘草各五分　大枣一枚　生姜一钱

上细切，用水一盏半，煎至一盏，去渣，空心温服。

桔梗汤三十三

桔梗　白术各八分　半夏曲一钱一分　陈皮去白　白茯苓去皮　枳实麸炒　厚朴姜汁炒。各五分

上细切，用水一盏半，煎至一盏，去渣，调木香散二钱，隔夜空腹温服。吐渐止，气渐下，去木香散加芍药一钱二分，蜜炙黄芪八分。如大便燥结不尽下，以大承气汤去芒硝微下之，再服前药补之。

甘桔汤三十四

甘草炙　桔梗米泔水浸。各二钱半

上细切，用水一盏半，煎至六分，去渣温服。

七气汤三十五

半夏汤泡。一钱半　厚朴姜汁炒　桂心各九分　茯苓去皮　紫苏　橘红去白。各六分　人参三分　生姜一钱　大枣一枚　白芍药七分

上细切，用水一盏半，煎至一盏，去渣温服。

蠲痹汤三十六

当归酒洗　芍药酒炒，赤者　黄芪蜜炙　姜黄　防风　羌活各九分　甘草三分。炙　生姜一钱　大枣一枚

上细切，用水一盏半，煎至一盏，去渣温服。

橘皮干姜汤三十七

橘皮去白　通草　干姜炒　桂心　甘草炙。各九分　人参四分

上细切，用水一盏半，煎至一盏，去渣温服。

七气厚朴汤三十八

厚朴姜制。二钱　甘草炙　大黄炒。各一钱　枳实麸炒。一钱六分　生姜一钱　枣二枚　桂心五分

上细切，用水一盏半，煎至一盏，去渣温服。如呕者，加半夏三分。

省风汤三十九

防风去芦　南星生。各一钱四分　半夏生用　黄芩　甘草炙。各七分　生姜一钱　枣一枚

上细切，用水一盏半，煎至一盏，去渣温服。

大秦艽汤四十

秦艽去芦　石膏煅。各一钱　甘草炙　川芎　当归酒洗　羌活　独活　防风去芦　黄芩　白芍药　白芷　白术　生地黄酒洗　熟地黄酒洗　白茯苓各五分　细辛二分半

上细切，用水二盏，煎至一盏，去渣温服。如天阴加生姜七、八片；如心下痞，每服一两，内加枳实一钱，煎服。

茯苓汤四十一

茯苓去皮　人参　白术各一钱　枳实麸炒。六分　陈皮去白。八分　生姜三分

上细切，用水一盏半，煎至一盏，去渣温服。

四七汤四十二

紫苏叶七分　厚朴姜制。一钱　茯苓去皮。二钱四分　半夏汤泡七次。一钱七分　生姜一钱　枣二枚

上细切，用水一盏半，煎至一盏，去渣温服。

人参石膏汤四十三

人参二分半　半夏汤洗　栀子炒　黄芩各四分　川芎　白术　茯苓去皮　知母各七分　甘草炙。一钱四分　石膏煅。四钱一分　生姜一钱

上细切，用水二盏，煎至一盏，去渣温服。

二陈汤四十四

陈皮去白　半夏汤泡。各一钱三分　白茯苓八分　甘草炙。六分　黄芩酒炒。七分　生姜一钱　乌梅一枚

一方加丁香三分

上细切，用水一盏半，煎至六分，去渣，不拘时热服。

二陈汤加黄连四十五

本方加黄连一钱

归脾汤四十六

白术　茯神去皮骨　黄芪　龙眼肉　酸枣仁去壳炒。各七分半　人参　木香各三分　甘草炙。一钱半　生姜一钱　大枣一枚

上细切，用水一盏半，煎至一盏，去渣，不拘时温服。

四君子汤四十七

人参　白术　白茯苓　甘草炙。各一钱二分半

上细切，用水一盏半，煎至一盏，去渣温服。

四君子汤加五味子四十八

本方加五味子五分

四君子汤加五味子桔梗四十九

本方加五味子桔梗各五分

四物汤五十

当归酒洗　川芎　熟地黄酒洗　白芍药酒浸炒。各一钱半

上细切，用水一盏半，煎至一盏，去渣温服。

四物汤加桂五十一

本方加桂一钱

四物汤加木通五十二

本方加木通去皮，五分

四物汤加青皮五十三

本方加青皮去穰，麸炒。五分

四物汤加炒蒲黄五十四

本方加炒蒲黄一钱

八物汤五十五

当归酒洗　川芎　熟地黄酒洗　白芍药酒浸，炒　黄芪蜜炙，一云人参　甘草炙　白茯苓去皮　白术各六分

上细切，用水一盏半，煎至一盏，去渣温服。

温中汤五十六

丁皮一钱二分半　干姜炒　丁香　白术　陈皮去白。各二分半厚朴姜制。一钱二分半

上细切，用水一盏半，葱白三寸，荆芥五穗，煎七分，去渣热服。

橘皮汤五十七

橘红去白　厚朴姜制。各二钱　藿香六分　白术　葛根各四分
生姜五分

上细切，用水一盏半，煎至一盏，去渣温服。

黄芪汤五十八

人参　黄芪蜜炙　白术　白茯苓去皮　白芍药酒炒　生姜各
一钱

上细切，用水一盏半，煎至一盏，去渣温服。如吐者，加
藿香、生姜、去白陈皮各五分。

升阳去热和血汤五十九

生地黄酒洗　牡丹皮　生甘草各五分　炙甘草　黄芪各一钱
当归身酒洗　苍术米泔浸　秦艽去芦　熟地黄酒洗　肉桂去皮。各三
分　陈皮去白。二分　升麻七分

上细切，用水二盏，煎至一盏，去渣热服。

一方有白芍药一钱

木香顺气汤六十

木香　草豆蔻面裹，炮　苍术米泔浸。各三分　厚朴姜制。四分
陈皮去白　青皮去穰麸炒　益智去壳　白茯苓去皮　泽泻去毛　干生
姜　半夏汤泡　吴茱萸汤泡七次　当归酒洗　升麻　柴胡去芦。各
一分

上细切，用水二盏，煎至一盏，去渣热服。

补中益气汤六十一

黄芪蜜炙。一钱半　人参　甘草炙。各一钱　当归酒洗　白术
升麻　柴胡去芦　陈皮去白。各五分

上细切，用水一盏半，煎至一盏，去渣，食远服。

当归拈[1]痛汤六十二

羌活　人参　苦参　升麻　葛根　苍术米泔浸。各五分　甘
草炙　黄芩酒洗　茵陈蒿酒洗，炒。各一钱二分半　防风去芦　当归
身酒洗　知母酒洗　泽泻去毛　猪苓各七分半　白术四分

上细切，用水二盏半，煎至一盏，去渣，空心温服，以美
膳厌[2]之。临卧再进一服，不须以膳厌。

疏风汤六十三

麻黄去节，二钱　益智去壳　杏仁制。各六分半　甘草炙　升麻
各三钱三分

上细切，用水一盏，煎至六分，去渣热服。脚登热水葫芦，
以大汗出，去葫芦。冬月不可用。

通气防风汤六十四

羌活　独活各一钱　藁本去芦　防风去芦　甘草炙。各五分
川芎　蔓荆子各三分

上细切，用水二盏，煎至一盏，去渣，空心温服。

调中益气汤六十五

黄芪一钱　人参有嗽者不用　甘草炙　苍术米泔浸。各五分　柴
胡此味为上气不足，胃气与脾气下溜，乃补，从阴养阳也　橘红如腹中气不
得运转，更加一分　升麻各二分　木香一分或二分

上细切，用水二盏，煎至一盏，去渣，空心温服。宁心绝
思，药必神功。盖病在四肢血脉，空心在旦服[3]是也。

升阳顺气汤去黄柏六十六

---

① 拈：原作"粘"，据《珍本医书集成》本改。
② 厌：一物压在另一物上。《礼记·深衣》："带，下毋厌髀，上毋厌
胁，当无骨者。"
③ 服：原无，据《珍本医书集成》本补。

黄芪一钱　半夏汤泡，六分　甘草炙　升麻　柴胡去芦。各二分 当归身　陈皮去白　神曲炒　人参各三分　草豆蔻四分　生姜一钱

上细切，用水二盏，煎至一盏，去渣，食前温服。

清暑益气汤六十七

黄芪汗少，一钱　苍术米泔浸。各一钱半　升麻一钱　人参　白 术　陈皮去白　神曲炒　泽泻各五分　甘草炙　黄柏酒炒　川归酒 浸　青皮去穰，麸炒　麦门冬去心　干葛各三分　五味子九粒

上细切，用水二盏，煎至一盏，去渣温服。

胃苓汤六十八

苍术米泔浸　厚朴姜制　陈皮去白　甘草炙　白术　茯苓去皮 桂心　猪苓　泽泻各五分

上细切，用水一盏半，煎至一盏，去渣温服。

羌活胜湿汤六十九

羌活　独活各一钱　藁本去芦　防风去芦　甘草炙　川芎各五 分　蔓荆子三分

上细切，用水二盏，煎至一盏，去渣食前①温服。如身重 腰痛沉沉然，经中有寒湿也，加酒洗汉防己五分，轻者加附子 五分，重者加川乌五分。

一方有以上证，用本方加制黄柏一钱，制附子五分，制苍 术二钱。

升阳散火汤七十

升麻　葛根　羌活　独活　白芍药　人参各六分　甘草炙， 一分　柴胡三分　防风三分半　生甘草二分　生姜三片

上细切，用水一盏半，煎至一盏，去渣热服。忌生冷等物。

---

① 前：此下原衍"大"字，据《珍本医书集成》本删。

清燥汤七十一

黄芪七分半　黄连　苍术米泔浸。各五分　五味子四粒　白术橘红制。各二分半　人参一分半　麦门冬去心。二分　当归身酒洗生地黄酒洗　神曲炒。各一分　白茯苓去皮。一分半　泽泻二分半猪苓　黄柏酒炒①。各二分　柴胡去芦。五分　升麻一分半　甘草炙。一分

上细切，用水二盏半，煎至一盏，去渣，空心稍热服。

大羌活汤七十二

羌活　独活　防己　黄芩　防风去芦　黄连　苍术米泔浸白术　甘草炙川芎　细辛各三分　知母酒炒　生地黄各一钱

上细切，用水二盏，煎至一盏，去渣热服。不瘥，再投二三服。

明目细辛汤七十三

麻黄根　羌活　防风各八分　川芎二分　生地黄酒洗　蔓荆子各三分　当归身梢　白茯苓去皮　藁本各四分　荆芥穗五分　细辛少许　红花少许　川椒四粒　桃仁七个。去皮尖研

上细切，用水一盏半，煎至一盏，去渣，临卧稍热服。忌酒醋面。

参术调中汤七十四

人参　白术　茯苓去皮　炙甘草　青皮各三分　桑白皮去皮黄芪各四分　五味子十二粒　地骨皮　麦门冬去心　陈皮去白。各二分

上细切，用水一盏半，煎至一盏，去渣，大热服。

神效黄芪汤七十五

---

① 炒：原无，据天启本补。

黄芪一钱九分　人参七分　甘草炙　白芍药各九分　陈皮去白。
八分　蔓荆子二分半

上细切，用水一盏半，煎至一盏，去渣临卧热服。

茯苓琥珀汤七十六

茯苓去皮　白术　猪苓　泽泻　桂各八分　琥珀一钱　滑石七
分　甘草炙，三分

上细切为末，用长流水一盏半，煎至一盏，空心服。

芍药汤七十七

白芍药一钱　当归尾酒洗　黄连　黄芩各五分　大黄四分　甘
草炙　槟榔　木香　桂心各二分半

上细切，用水一盏半，煎至一盏，去渣空心服。

如初病后重窘迫甚者，倍大黄，加芒硝五分；如痞满，气
不宣通，加枳实五分；如脏毒下血，加黄柏五分；如大人气血
胜者，本方及加减分两，每加一倍。

饮煎类

木香流气饮七十八

藿香叶　木香不见火　厚朴姜制　青皮去白　香附童便浸　麦
门冬去心　白芷各三分七厘　甘草炙。二分半　陈皮去白。五分　大腹
皮乌豆汁洗　木瓜　人参去芦　蓬莪术炮　丁香皮不见火　半夏汤
浸。各一分　赤茯苓去皮　石菖蒲各一分半　草果仁二分半　紫苏叶
槟榔　白术　肉桂去皮　木通各三分　沉香三分七厘

上细切，加生姜三片，大枣一枚，水一盏半，煎一盏，去
渣温服。

易老门冬饮七十九

人参　枸杞子　白茯苓去皮　甘草炙。各一钱　五味子　麦
门冬各一钱六分　生姜三分

上细切，用水一盏半，煎至一盏，去渣服。

麦门冬饮子八十

麦门冬去心　当归酒洗　人参各五分　黄芪蜜炙　白芍药酒炒　甘草炙。各一钱　紫菀酒洗。一钱半　五味子七粒

上细切，用水一盏半，煎至一盏，去渣，食后服。

散热饮子八十一

防风　羌活　黄芩　黄连各一钱

上细切，用水一盏半，煎至一盏，去渣，食后温服。如大便燥，加大黄一钱；痛甚，加制当归、生地黄各一钱；如烦躁不眠，加栀子一钱。

交加饮子八十二

肉豆蔻　草果各二个，一个生，一个面炮　厚朴二寸，一寸生，一寸姜汁制　甘草二寸，一寸生，一寸炙　生姜二钱，一半生，一半湿纸煨

上细切，以银砂器，用水一盏半，煎至一盏，临发日去渣，空心服。未愈，再投一服。

香薷饮八十三

香薷二钱　白扁豆　厚朴姜制。各一钱

上细切，用水一盏半，煎至一盏，去渣服。

常山饮八十四

知母　常山　草果各一钱一分　良姜七分　甘草炙。五分　乌梅去核。一钱六分生姜二钱　大枣一枚

上细切，用水一盏半，煎至一盏，去渣，未发前服。

参苏饮八十五

人参　紫苏　前胡去芦　干葛　半夏　白茯苓各三分　枳壳麸炒　陈皮去白甘草炙　桔梗米泔浸　木香各五分　生姜一钱

上细切，用水一盏半，煎至一盏，去渣温服。

彻清煎八十六

川芎　薄荷叶各三分　藁本一钱　生甘草半钱　炙甘草半钱
蔓荆子　细辛各一分

上为细末，食后用茶清调下。

治风煎八十七

天麻七分半　荆芥穗　薄荷叶二钱半　白花蛇肉酒浸去骨。四分

上为细末，用好酒二升，蜜四两，共纳石器内，煎成膏子，
每温服一盏，日三进，煎饼压下。急于暖处服之，要令汗出
而已。

散　类

导赤散八十八

生地黄酒洗　木通去皮　甘草各一钱半　淡竹叶七分

上细切，用水一盏半，煎至一盏，去渣服。

一本无甘草，有黄芩。

败毒散八十九

羌活　独活　前胡　柴胡　枳壳麸炒　人参　茯苓去皮　桔
梗米泔浸　甘草炙　川芎各五分　生姜一钱

上细切，用水一盏半，煎至一盏，去渣热服。

洗肝散九十

薄荷叶　当归酒洗　羌活　防风去芦　川芎　甘草炙　山栀
大黄各二两

上为细末，每服二钱，食后滚水调服。

盐煎散九十一

草果去壳　砂仁炒　槟榔　厚朴姜汁制　肉豆蔻炮　羌活
苍术米泔浸　陈皮去白　荜澄茄　枳壳麸炒　良姜　茯苓去皮　茴
香炒　麦芽炒去壳　川芎　甘草炙。各二分

上为末，用水煎，入盐少许服之。

五膈宽中散九十二

陈皮去白　青皮麸炒　丁香各四两　厚朴姜制。一斤　甘草炙。五两　白豆蔻二两　香附醋炒　砂仁炒　木香各三两

上为细末，每服一钱，姜、盐汤调服之。

乌药顺气散九十三

麻黄去节　陈皮去白　乌药　白僵蚕炒，各五分　干姜炒。三分　川芎　枳壳麸炒　甘草炙　白芷　桔梗各二分半　生姜一钱　大枣一枚

上为细末，用水一盏半，煎至一盏服之。

蟠葱散九十四

玄胡索　苍术米泔浸　甘草炙，各二分半　茯苓去皮　莪术　三棱　青皮去穰。各二分　丁皮　砂仁　槟榔各一分半　桂去皮　干姜炒。各五分

上为细末，加连须葱白一茎，水一盏半，煎一盏，空心温服。

五淋散九十五

赤茯苓一钱半　赤芍药　山栀子各五分　当归酒洗　甘草炙。各一分半　灯心七茎

上细切，用水一盏半，煎至一盏，去渣温服。

六一散九十六

桂府白滑石六两　粉甘草炙。一两

上共为极细末，每服三钱，不拘时，白水调服。

八味顺气散九十七

白术　白茯苓去皮　乌药去皮　白芷　陈皮去白　青皮去穰　人参各四分　甘草炙。二分

上为细末，用水一盏半，煎至一盏，服之。

补肺散九十八

阿胶蛤粉炒成珠　糯米各一钱　马兜铃七分　甘草炙①。五分
杏仁去皮尖。七个　大力子二分半

上细切，用水一盏半，煎至一盏，去渣温服。

蝉花无比散九十九

蝉蜕一分　茯苓去皮　甘草炙　防风去芦。各二分　石决明盐水
煮，研为末　川芎　羌活　当归酒洗。各一分半　赤芍药酒炒　白蒺
藜炒。各五分　苍术米泔浸。六分　蛇蜕炒半分

上为细末，食后用米泔或茶清调服。

消毒散一百

黄芩黄柏各一两　大黄五钱

上为细末，每用生蜜水调药如糊，摊在绢花子②上，随目
赤左右，贴于太阳穴上。如干，用温水频润。

益胃散百一

白豆蔻　姜黄　干生姜　泽泻各三分　砂仁炒　甘草炙　人
参　厚朴姜汁制　陈皮去白　黄芪各七分　益智仁六分

上为细末，用水煎服。

泻白散百二

桑白皮蜜水炒　地骨皮各一钱　甘草炙。半钱　粳米百粒
上为细末，用水一盏半，煎至一盏，食后服。
易老方加黄芩。

---

① 炙：此下原衍"各"字，据天启本删。
② 子：疑作"纸"。

益黄散百三

青皮去穰　诃子肉　甘草各一钱二分半　陈皮去白。二钱　丁香四分。如治小儿各减一倍①

上为末，用水一盏半，煎至一盏服之。

（愚每于本方加参、术各一钱，效。）

黄芪鳖甲散百四

黄芪蜜炒　鳖甲去肋酥炙　天门冬制。各五分　桑白皮蜜水炒半夏汤泡　黄芩酒炒　甘草炙　知母酒炒　赤芍药酒炒　紫菀酒洗。各二分半　秦艽去芦　白茯苓去皮　生地黄　柴胡　地骨皮各三分半肉桂去皮　人参　桔梗各一钱半

上为粗末，用水一盏半，煎②一盏，食后温服。

防风通圣散百五

防风去芦　川芎　当归酒洗　芍药酒炒　大黄　芒硝　连翘薄荷　麻黄去节。各四分半　石膏煅　桔梗米泔浸　黄芩　甘草炙。各九分　白术　山栀炒　荆芥穗各二分半　滑石一钱八分　生姜一钱

上细切，用水一盏半，煎至一盏，去渣温服。一方去芒硝，加牛膝、人参、半夏各四分半。

独活散百六

独活　羌活　川芎　防风　细辛　荆芥　薄荷　生地黄各四分

上细切，用水一盏半，煎至一盏，灌漱咽之。

白芷散百七

麻黄去节　草豆蔻各一钱半　黄芪　升麻各一钱　吴茱萸汤泡白芷各四分　川归酒洗　熟地黄酒洗。各五分　藁本三分　桂枝二分

---

① 倍：疑作“半”。

② 煎：天启本此下有“至”字，义胜。

半　羌活八分

上为细末，先用温水漱口，净后擦之。

五苓散百八

泽泻一两半　猪苓　赤茯苓　白术各一两　肉桂去皮。五钱

上为细末，每服二钱，用白汤或米饮，食前调服。服毕，多饮热汤，有汗即愈。

凉膈散百九

大黄　朴硝　生甘草各半钱　连翘一钱　栀子仁炒　黄芩酒炒　薄荷各二分半　淡竹叶五片

上细切，用水一盏，煎至八分，去渣，入蜜一匙，和匀服。如退六经热及伤寒余热不解、胸烦等证，减芒硝、大黄，加桔梗五分。同为舟楫之剂，浮而上之，治至高之分也。

一方加汉防己五分

木香散百十

木香　槟榔各一钱

上为细末，用桔梗煎汤调服。

复元通气散百十一

陈皮去白　青皮去穰。各四两　甘草二两。半生半炙　川山甲煅　栝蒌根各二两　金银花　连翘各一两

上为细末，每服二钱，热酒调服。

川苦楝散百十二

木香另为末　茴香用盐一匙，炒黄色去盐　川楝子各一两。用巴豆十粒去壳炒黄色，去巴豆

上为极细末，每服二钱，用温酒一盏，调匀空心服。

丁香散百十三

丁香　柿叶各一钱　甘草炙　良姜各半钱

上为细末，每服二钱，不拘时用热汤调服。

川芎散 百十四

山茱萸去核。一两　山药　甘菊花　人参　白茯神　川芎各五钱

上为细末，每服二钱，不拘时，用酒调服，日进三服。

丸类 丹附

青娥丸 百十五

杜仲姜汁炒。一斤　生姜炒。十两　破故纸炒。一斤

上为细末，用胡桃肉一百二十个，汤浸去皮，捣为膏，炼蜜些需，杵和为丸，如梧桐子大，每服五十丸，空心用姜盐汤任下。

无比山药丸 百十六

山药炒。三两　赤石脂　茯苓去皮　熟地黄酒洗　山茱萸去核巴戟去心　牛膝酒洗。去芦　泽泻各一两　肉苁蓉酒浸

上为细末，炼蜜为丸，如梧桐子大，每服四五十丸，空心酒下。

补益肾肝丸 百十七

柴胡去芦　羌活　生地黄酒洗　苦参　防己去皮　附子炮，去皮脐　肉桂去皮。各一两　归身酒洗。三两

上为细末，滚水为丸，如梧桐子大，每服四十丸，食前温水下。

地黄丸 百十八

山药炒。四两　山茱萸去核。四两　泽泻去毛　牡丹皮　白茯苓各三两　熟地黄八两

上为细末，炼蜜为丸，如梧桐子大，每服五十丸，白汤送下。

八味丸百十九

熟地黄酒洗。八两　泽泻去毛　牡丹皮　白茯苓各三两　山茱萸去核　山药各四两　附子炮。一两　桂心一两

上为末，蜜丸梧子大，每服五十丸，温酒下，或盐汤下，妇人淡醋汤下。

巴戟丸百二十

五味子　巴戟去心　肉苁蓉酒洗去甲　人参　菟丝子酒浸　熟地酒洗　覆盆子　白术　益智去壳炒　骨碎补去毛　小茴香各一两，炒　白龙骨二钱半　牡蛎炒。二钱

上为末，蜜丸梧子大，服五十丸，空心盐汤送下。

八物定志丸百廿一

人参一两五钱　石菖蒲　远志去心　茯神去心　茯苓去皮。各一两　白术　麦门冬各五钱　牛黄二钱。另研　朱砂一钱。另研

上为细末，炼蜜丸如梧桐子大，每服三十丸，米饮送下。

理中丸百廿二

人参　白术　干姜炒　甘草炙，各等分

上为细末，炼蜜丸，每一两，分作五丸，每服一丸，白汤化下。

一方干姜恐大热，以生姜制干代之。

理中丸加半夏百廿三

本方加制半夏各等分

朱砂安神丸百廿四

黄连一钱半　朱砂一钱　酒生地　酒归身　炙甘草五分

上为极细末，汤浸蒸饼为丸，如黍米大，每服十五丸，食后津唾咽下。

一方无地黄、归身，用生甘草。

朱砂滚涎丸百廿五

朱砂　白矾生用　赤石脂　硝石各等分

上为细末，研蒜膏丸如绿豆大，每服三十丸，食后荆芥汤送下。

助气丸百廿六

三棱炮　莪术炮。各三两二钱　青皮去穰　白术各一两半　木香　槟榔　枳壳麸炒。各一两　陈皮去白。两半

上为细末糊丸，每服五十丸，滚水下。

茱萸内消丸百廿七

山茱萸去核　吴茱萸汤泡　陈皮去白　青皮去穰　马兰花醋炙　山药炒　茴香炒。各二两　川楝子酒煮，去核　肉桂去皮，不见火　木香不见火。各一两

上为细末，酒糊丸如梧桐子大，每服五十丸，空心酒、盐汤下。

沉香鹿茸丸百廿八

沉香一两　附子炮。各四两　鹿茸酥炙。三两　熟地黄酒洗。六两　巴戟去心。一两　菟丝子酒浸。五两　麝香另研。一钱半

上为末，炼蜜丸如梧桐子大，每服四五十丸，空心酒、盐汤下。

附子理中丸百廿九

人参　白术　干姜炒　甘草炙　附子炮。各等分

上为末，炼蜜丸，每一两作十丸，每服一丸，用水一盏，煎至七分，空心稍热服。

小菟丝子丸百卅

菟丝子酒洗。五两　石莲肉去壳。二两　白茯苓去皮。一两　山药炒。二两七钱半

上将山药除七钱半为末，打稀糊，其余共为细末，以山药糊为丸，如梧桐子大，每服五十丸，空心，温酒、盐汤任下。

青州白丸子 百卅一

南星生用 白附子各二两 川乌去皮脐。五钱 半夏好白者，汤泡过。七两

上为细末，以生绢袋盛于井花水内摆出，未出者更以手揉令出，以滓更研，再用绢袋摆尽为度，于瓷盆中日晒夜露，每旦换新水，搅而复澄，春五夏三秋七冬十日，去水晒干如玉片，碎研，以糯米粉煎粥清为丸，如绿豆大，每服二三十丸，生姜汤送下，不拘时服。如瘫痪风湿，用酒送下；小儿惊风，薄荷汤下三五丸。

一方加天麻、全蝎各制等分为细末，用生姜自然汁煮面糊为丸，梧桐子大，服法同前。

麝香大戟丸 百卅二

胡芦巴四两 大戟制 附子炮。各半两 麝香一钱。另研 川楝子酒煮去核 诃子去核 茴香炒。各六两 木香 槟榔各一两

上除川楝子一味，其余共为细末，将川楝子以好酒二升，葱白七根，长四寸煮，去核取肉，和前药末杵和为丸，梧桐子大，每服十丸，空心姜汤送下。

感应丸 百三十三

杏仁汤泡去皮尖，肥者二百四十枚 百草霜用乡村人家锅底上者佳，另研细。二两 巴豆七十粒。去皮心膜油，研细如粉 干姜炮。一两 肉豆蔻二十个。煨 木香二两半 丁香一两半

上除巴豆、百草霜、杏仁三味外，余四味为细末，同研匀，用蜡匦先将蜡六两熔化作汁，以重绵滤滓，更以好酒一升，于银石器内煮，蜡熔滚数沸，倾出候酒冷，其蜡自浮于上，取蜡

称用。凡春夏修合，用①清油一两，秋冬用清油一两半。于冷铫内熬令香熟，次下酒煮蜡四两，同化作汁，就锅内乘热拌和前项药末成剂，分作小锭子，以油单纸裹衣旋丸服饵，每服三十丸，空心生姜汤送下。

香连丸百三十四

黄连二十两，用吴茱萸十两，二味各以酒拌湿同炒，去茱萸　木香四两八钱，不见火

一方加石莲②肉半斤，去壳，治噤口痢神效。

上为末，用醋煮面糊丸梧桐子大，每服三五十丸，清米饮下。

胜金丸百三十五

常山十两　槟榔十五个，鸡心者

上为细末，用鸡卵清丸梧桐子大，每服三十丸，于发前一日，临卧用冷酒送下便睡，不可吃热物、茶汤之类，至四更尽，再用冷酒送下二十丸。忌一切热物，至日午方可食温物，至晚不拘。

控涎丸百三十六

甘遂去心　大戟去皮　白芥子主上气发汗，胸胁有冷痰

上件各等分为细末，糊丸如梧桐子大，每服五十丸，淡姜汤下，食后临卧服，量病人虚实加减丸数。

一方名妙应丸，治惊痰，加朱砂为衣；痛甚者，加全蝎；酒痰，加雄黄、全蝎；惊气痰成块者，加穿山甲、鳖甲、玄胡索、蓬莪术；臂痛，加木鳖子霜、桂心；热痰，加盆硝；寒痰，加丁香、胡椒、肉桂。

---

① 用：原无，据天启本补。
② 莲：原作"连"，据《珍本医书集成》本改。

三黄丸百三十七

黄连去须　黄芩炒　大黄炮。各等分

上为细末，炼蜜丸如梧桐子大，每服三十丸，滚水送下。

草豆蔻丸百三十八

草豆蔻面煨　泽泻小便多者减半　半夏泡。各一两　吴茱萸汤泡，焙干　橘红去白　人参　白僵蚕　黄芪　益智仁各八钱　生甘草炙甘草　当归身酒洗青皮去穰。各六钱　桃仁去皮尖。七十个　麦蘖①面炒，一两半　神曲炒，微黄　柴胡胁不痛减半　姜黄各四钱

上为细末，汤浸蒸饼，丸如梧桐子大，每服三十丸，食远白汤送下。

丁香楝实丸百三十九

当归酒洗　附子炮　川楝子去核　茴香炒。各一两

上细切，用好酒三升同煮，酒尽为度，取出焙干为细末，每称药一两，再入后项药：

丁香　木香各半钱　全蝎制。十三个　玄胡索半两

上为细末，同前药末拌匀，酒糊丸，如梧桐子大，每服三十丸，或至百丸，温酒送下。

木香踏气丸百四十

木香　陈皮去白　青皮去穰　草豆蔻炮　萝卜子炒　胡椒各三钱　蝎尾去毒。二钱半

上为细末，糊丸如梧桐子大，每服三十丸，食后米饮送下。

中满分消丸百四十一

黄芩去朽细切，酒拌炒二次。六钱　黄连　枳实麸炒　半夏汤泡七

---

① 蘖：生芽的谷类。

次，去皮脐　厚朴姜制五钱　姜黄　人参　白术各二钱半　甘草炙

猪苓去黑皮。各一钱　干生姜　白茯苓去皮　砂仁各二钱　知母去毛，

酒炒　泽泻　陈皮去白。各二钱

上为末，蒸饼作糊丸梧桐子大，每服百丸，焙热，白汤或淡姜汤送下。

槟榔丸 百四十二

槟榔　木香各二钱半　枳实麸炒　丑头末　陈皮去白。各半两

上为细末，醋糊丸如梧桐子大，每服二十丸，生姜汤送下。

厚朴丸 百四十三

当归酒洗　丁皮各半两　厚朴姜汁制。一两　细辛二钱半　人参一钱半　炙甘草半分

上为细末，炼蜜丸如弹子①大②，每服一丸，水一盏，煎至六分，和渣热服。

枳术丸 百四十四

白术二两　枳实麸炒。一两

上为细末，用沸汤泡青荷叶干者亦可，顷间去叶，用汤浸晚粳米杵粉。

以原汤煮糊为丸，如梧桐子大，每服五十丸，多至七八十丸，白汤送下。

金花丸 百四十五

黄连　黄芩黄柏去皮　山栀仁炒。各一两

上为细末，滴水丸如梧桐子大，每服五十丸，熟水送下。

---

① 子：原无，据《珍本医书集成》本补。
② 大：原作"天"，据天启本改。

牛膝丸百四十六

牛膝去芦，酒洗　草薢　杜仲姜汁炒　肉苁蓉酒浸，去甲　菟丝子酒浸　防风　胡芦巴炒　破故纸酒浸炒　白蒺藜各等分。一两　官桂半两

上为细末，酒煮猪腰子，丸如梧桐子大，每服五十丸，温酒送下。腰痛甚者，服之尤捷。

左金丸百四十七

黄连六两　吴茱萸一两，汤泡浸半时许，焙干用

上为细末，粥丸如梧桐子大，每服五十丸，煎白术、陈皮汤送下，滚水亦可。

地芝丸百四十八

生地黄酒洗。四两　天门冬去心。四两　枳壳麸炒。二两　甘菊二两

上为细末，炼蜜丸如梧桐子大，每服百丸，食后茶清下。

肥气丸百四十九

当归头①　苍术各一两半　青皮炒。一两　蛇含石醋煅淬。七钱半　三棱　莪术　铁孕粉各三两，与三棱、蓬术同入醋煮一沸②时久

上为细末，醋煮米糊为丸如绿豆大，每服四十丸，用当归浸酒下，食远服。

痞气丸百五十

赤石脂火煅醋淬　川椒炒出汗　干姜炮。各二两　桂心　附子炮。各半两　大乌头炮去皮脐。二钱半

上为细末，炼蜜丸如梧桐子大，以朱砂为衣，每服五十丸，食远用米汤送下。

---

① 头：《珍本医书集成》本此下有"酒洗"二字。
② 沸：原作"伏"，据《珍本医书集成》本改。

补阴丸百五十一

黄柏盐酒拌炒褐色。半斤　知母去毛。酒制炒　熟地黄酒洗。各三两　龟板酥炙。四两　白芍药煨　陈皮去白　牛膝酒浸，去芦。各二两　虎胫骨酥炙。一两　锁阳酥炙　当归酒洗。各一两半

上为细末，酒煮羯羊肉为丸，如梧桐子大，每服五六十丸，空心盐汤送下。冬月加干姜半两。

滋肾丸百五十二

黄柏酒炒，阴干。二两　知母酒浸。二两　桂去粗皮。一钱

上为细末，熟水丸如梧桐子大，每服五十丸，空心百沸汤下。

泻青丸百五十三

当归酒洗　草龙胆　川芎　山栀　大黄　羌活　防风各等分

上为细末，炼蜜丸如梧桐子大，每服三十丸，热水送下。

奔豚丸百五十四

厚朴姜汁制，七分　黄连五钱　白茯苓去皮　泽泻去毛　菖蒲各二钱　川乌炮　丁香各五分　苦楝酒煮去核。三钱　玄胡索一钱半　全蝎　附子　独活各一钱　肉桂一分　巴豆霜去油用①。五分

上件除巴豆霜、茯苓各另研为末旋入外，为细末和匀，炼蜜丸如梧桐子大，淡盐汤下，初服二丸，一日加一丸，二②日加二丸，渐渐加至大便微溏；再服，二丸起加，服之积消而止。

黄连黄柏知母丸百五十五

黄连黄柏　知母酒制。各等分

上为末，水丸如梧桐子大，每服七八十丸，至百丸，空心

---

① 霜：《珍本医书集成》本此下有"去油用"三字。
② 二：原作"一"，据《珍本医书集成》本改。

百沸汤下，以饮食厌之。

二丹丸百五十六　　治健忘，养神定志，和血安神，外华腠理。

熟地黄酒洗　天门冬去心　丹参各两半　茯神去皮、心　甘草炙　麦门冬各一两　远志去心　人参　丹砂另研，为衣　菖蒲各半两

上为细末，炼蜜丸如梧桐子大，每服五十丸，或加至百丸，空心，愈风汤送下。

平补镇心丹百五十七

白茯苓去皮　五味子　熟地黄酒洗　天门冬去心　麦门冬去心　肉桂各一两二钱半　远志去心　茯神去皮、心　山药姜汁炒。各两半　酸枣仁去壳。二钱半　车前子　人参　朱砂另研。各半两　龙齿制。两半

上为末，炼蜜丸如梧桐子大，朱砂为衣，每服三十丸，空心，用米饮、温酒任下。

还少丹百五十八

川牛膝去芦，酒浸　山药炒。各一两半　杜仲姜汁炒断丝　巴戟去心　山茱萸去核　肉苁蓉酒浸，去甲　五味子　白茯苓去皮　小茴香炒　远志去心，同甘草煮　柏子仁各一两　石菖蒲　枸杞子各五钱　熟地黄酒洗。二两

上为细末，炼蜜同红枣肉为丸，如梧桐子大，每服七十丸，用温酒或盐汤送下，日进三服。

黑锡丹百五十九

黑锡熔化去渣　硫黄各二两　金铃子即川楝子　沉香　木香　附子炮　胡芦巴　茴香破故纸　阳起石研，水飞　肉豆蔻炮　桂各半两，自金铃子以下另为末

上将黑锡用新铁铫先熔化，以硫黄末一钱，和炒黑锡结成

砂子，再用慢火熔化，将所余药一两九钱，硫黄、黑锡同熔化搅冷匀，倾在地坑内，出火毒，过一夜，取出研令极细末；又将前项为末，和匀一处，再研一日，成黑光为度，酒糊丸如梧桐子大，阴干入布袋内擦光。每服五七十丸，空心姜、盐汤任下，或枣汤下，妇人醋艾汤送下。

一方有巴戟。

金锁镇元丹百六十

五倍①子　白茯苓各八两　巴戟去心　肉苁蓉酒浸，去甲　胡芦巴炒。各一斤　补骨脂酒炒。十两　朱砂三两。另研　龙骨二两

上为末，酒糊丸梧桐子大，每服二十丸，空心温酒、盐汤任下。

离珠丹百六十一

杜仲姜汁炒　破故纸制。各三两　草薢二两　诃子去核。五个　龙骨煅　巴戟去心。各一两　胡桃肉百二十个　砂仁半两　朱砂一钱半。另研

上为末，酒糊丸如梧桐子大，朱砂为衣，每服二十丸，空心盐汤、温酒任下。

天真丹百六十二

沉香　巴戟酒浸，去心　茴香盐炒，去盐　草薢酒浸，炒　胡芦巴炒　破故纸酒炒　杜仲姜汁炒　黑丑盐炒去盐　琥珀各一两　桂半两

上为末，用原浸药酒煮糊丸，如梧桐子大，每服五十丸，至七八十丸，空心温酒送下。

三才封髓丹百六十三

---

① 倍：原作"棓"，据《珍本医书集成》本改。下同。

天门冬去心　熟地黄酒浸　人参各半两　黄柏酒浸，炒。三两
砂仁一两半　甘草炙。七钱半

上为末，水煮糊丸，如梧桐子大，每服五十丸，用制苁蓉
半两，切作片子，以酒一大盏，浸一宿，次日煎四沸，去渣
送下。

四白丹百六十四

清肺气养魄。中风者多昏冒，气不清利，此药主之。

白芷一两　白檀一钱半　白茯苓去皮　白术　缩砂仁　人参
防风去芦　川芎　香附子炒　甘草炙。各半两　羌活　独活　藿香
各一钱半　知母去毛　细辛去叶。各二钱　甜竹叶二两　薄荷三钱半
麝香一字，另研　牛黄另研　龙脑另研。各五分

上为细末，炼蜜丸，每一两作十丸，临卧嚼一丸，分五七
次嚼，以愈风汤送下。

煮枣方百六十五

甘遂　大戟　芫花各等分

上为末，煮枣肉为丸，如梧桐子大，清晨热汤下三十丸，
以利为度；次早再服。虚人不可多服。

后 集

中 风一

中风者，专主正气，气虚而痰气乘之所致也。分气血而治之。经云，且如舟行于水，人遇于风，舟漏则水入，体漏则风伤。按治法，治痰先治气，气顺则痰利。治风先治血，血行风自灭。先养血而后去风，必用顺气排风等剂。如左手脉来无力，属血虚，治以血药倍多；右手脉来无力，属气虚，治以气药倍多。依方随病制宜，无如胶柱鼓瑟①而误察病，反嗔②制方之不精也。

秘传加减省风汤

陈皮 半夏 茯苓 甘草 羌活 防风 黄芩 白芷 白术 红花有死血者加之

上细切作一服，用水二盏，生姜三片，煎至一盏，去渣，再用木香磨姜汁、竹沥入药内搅匀服。血虚者，加当归、生地黄、熟地黄，去红花；气虚者，加人参、黄芪，去白芷；痰盛者，加瓜蒌仁、枳实；大便燥闭，脉实者，加大黄；咬牙闭目者，用皂荚末芦筒吹入鼻内，或装于纸捻③冲，有嚏者可治，否则不治；痰盛者，重用槌法，内吐痰甚良，痰大出即苏，量

---

① 胶柱鼓瑟：用胶把柱粘住以后奏琴，柱不能移动，就无法调弦。比喻固执拘泥，不知变通。柱，瑟上调节声音的短木；瑟，一种古乐器。语出《史记·廉颇蔺相如列传》："王以名使括，若胶柱而鼓瑟耳"。

② 嗔（chēn 琛）：怪罪，对人不满。

③ 捻：用手指搓或转动。

老幼元气虚实治之。凡中风口开手撒，眼合遗尿，吐沫直视，喉如齁睡，肉脱筋痛，髪直摇头上窜，面赤如妆，汗缀如珠，皆为中风不治之证也。

中风[①]灸法：风府二　人中一　颊车二　合谷二，各灸七壮

中　寒二

中寒者，属冬时中于寒，手足厥冷，或腹痛呕吐，甚则弃倒昏迷，不省人事，脉沉迟无力，治宜辛温之剂。大法风中则身温，寒中则身冷者是也。

秘传加减理中汤　中寒轻者用此方。

人参　白术　干姜　甘草　干葛　肉桂　陈皮　半夏　茯苓　细辛

上细切，作一服，用水二盏，姜三片，煎至一盏，去渣温服。中寒重者，六脉全无，或腹痛泻痢不止，加附子；如身甚恶寒者，加麻黄、煨生姜，水煎。临服时，再加姜汁半盏服。其患者皮肤外，仍用生姜捣碎炒热，款款熨之良。

中　暑三

中暑者，即夏时所受三伏火也。在天为火，在地为暑，在人脏为心。凡暑气先中于心，脉虚身热，自汗，背恶寒，毛耸齿燥，避暑深堂大厦，得此证者，名中暑是也；行人冲走长途，或田野力农卒倒者，名中热是也。夫中暑者，阴证内伤之为病也。中热者，阳证外感之为病也。经云：治暑当降火。宜此饮随证加减。

---

① 风：原作"饮"，据《珍本医书集成》本改。

秘传加减香薷饮

香薷　白扁豆　黄连　甘草　麦门冬　五味子　知母　陈皮　茯苓　厚朴

上细切，用水二盏，加姜、枣、灯芯，煎至一盏，去渣，不拘时冷服。身热者，加柴胡；呕者，加半夏、姜汁；渴者，加天花粉；元气虚者，加人参、黄芪；小便短赤或涩者，加山栀仁、泽泻；自汗或水泻者，加炒白术、升麻；头痛者，加石膏、川芎。

清暑益气汤　治长夏一切等证。

白虎汤　治暑热发渴。并见前集汤类。

益元散　治中暑身热烦渴、小便不利等证，即六一散。

五苓散　治湿热发热黄证。并见前集散类。

若加茵陈，治湿热发热黄证最捷。若暑湿二邪交病，加平胃散，名胃苓汤。

中　湿四

中湿者，须分内外而治也。内湿者，乃饮食生冷所伤也；外湿者，皆山岚露雨、水土之气所中也，其人脉俱沉细。经云：治湿不利小便，非其治也。

秘传加减渗湿汤

苍术　厚朴　陈皮　茯苓　半夏　黄连　灯心

上细切，作一服，用水二盏，姜三片，枣一枚，煎一盏，去渣，纳盐二字①服。

---

① 字：量词，一字为今之二分半。

内湿者，食下必呕吐，腹中胀满，小便短赤，加山楂①、枳实、黄连、炒萝卜子；外湿者，身体必肿痛，寒热往来，小便短赤，加羌活、木通、黄芩；小便不利者，加猪苓、泽泻；发黄者，专主湿热所成，如盦②曲相似，盖湿热则易为黄矣，利小便为上策，加茵陈、滑石、木通、猪苓、泽泻、山栀、黄柏。

感　冒五

感风者，脉多浮数，其证身热面光，有汗恶风，鼻塞声重，头疼，涕唾稠黏。感寒者，脉多浮紧，其证身热面惨，无汗恶寒，腰背拘急，头项强痛。感冒之初，治此病者，须当诊③按分别之。

引方参苏饮　治感风无汗，鼻塞声重，头疼。见前集饮类。

若冬月外感，恶寒无汗，咳嗽，鼻塞声重者，加麻黄、杏仁、金沸草表汗散之；若春、夏、秋三季咳嗽有痰者，去人参、木香，加桑白皮、杏仁；若头痛兼咳嗽者，加川芎、细辛；若气促喘嗽不止者，加知母、贝母；若肺寒咳嗽者，加五味子、干姜；若痰热者，加片芩；若胸满痰多者，加瓜蒌仁；如痰唾如胶者，加金沸草；若呕逆者，加藿香、砂仁；若心下痞闷，或胸中烦热，或嘈杂恶心，或停酒不散者，倍干葛、陈皮，加黄连、枳实；若脾泄者，加莲肉、白扁豆；若似疟者，加草果、川芎；若鼻衄者，加四物汤。

---

① 楂：原作"查"，据《珍本医书集成》本改。下同。

② 盦（ān 安）：为古代盛物的器具。引申为遮盖或密封有机物使之发酵。

③ 诊：原作"胗"，据《珍本医书集成》本改。下同。

藿香正气散　治时令不正，瘟疫大行、感冒等证。

大腹皮制　紫苏　藿香　白芷　茯苓各六分　厚朴制　白术

陈皮　桔梗　半夏各四分　甘草炙，二分

上细切，用水二盏，姜三片，枣一枚，煎服。

羌活冲和汤　以代桂枝麻黄青龙各半等汤，此太阳经之神
药也。治春夏秋非时感冒，暴寒头痛，发热恶寒，脊强无汗，
脉浮紧。此足太阳膀胱经受邪，是表证，宜发散，不与冬时正
伤寒同治法。此汤非独治三时暴寒，春可治温，夏可治热，秋
可治湿，治杂证亦有神也。秘之，勿与庸俗知此奇妙耳。

羌活　苍术各一钱半　防风　黄芩　川芎　白芷　甘草各一
钱　生地黄二钱　细辛五分，不可多

上细切，用水二盏，姜三片，枣二枚，煎至一盏，槌法加
葱白捣汁五匙，入药再煎一二沸。

若发汗宜热服，止汗宜温服；若胸中饱闷，加枳壳、桔梗，
去生地黄；若夏月，加石膏、知母，名神术汤；若服此汤不作
汗，加苏叶；若喘而恶寒身热，加杏仁、生地黄；若汗后不解，
宜要服汗下兼行，加大黄釜底抽薪之法；若春夏秋感冒非时伤
寒，亦有头痛恶寒，身热，脉浮缓，自汗，宜实表，去苍术，
加白术；汗不止加黄芪，即加减冲和汤；再不止，以小柴胡汤
加桂枝、芍药一钱如神。

以上二证，如法治而未愈，或合吐，或合下，更于《伤寒
论》中求之合证，若虞机之省括于度①，发无不中矣。

凡伤寒传经之证，初得太阳经病，恶寒发热，头项强，腰

松厓医径

七四

---

① 虞机之省括于度：本处指辨证精确，如有的放矢。原文出自《尚
书·商书·太甲上》："若虞机张，往省括于厥度则释。"虞，主田猎之地者；
机，弩牙也；括，箭杆末端，省括谓将箭瞄准目标；度，谓所拟射也。

脊痛，无汗，急用羌活冲和汤表之而愈；或诸痛悉除，亦不恶寒，但发热不解，或微汗濈濈然①出，此为挟虚证，宜用补中益气汤为主治；有汗，加桂枝、芍药；汗未透，脉尚浮紧，加羌活、苍术、防风、葛根，倍升麻、柴胡；满闷者，去黄芪、人参；仍头痛未除，加川芎、白芷、荆芥、薄荷、细辛、葛根；若渴，加五味子、麦门冬、天花粉。

三四日间，不宜前药，则以小柴胡汤，验证加减。如寒热胁痛，少阳外证悉具，只以本方服之；若兼腹满自利，已见太阴证而少阳证尤未除者，本方中加五苓散，名柴苓汤；热甚者，去桂倍黄芩；渴甚者，本方去半夏加五味子、天花粉。

五六日不大便，潮热引饮，本方中去人参、甘草，加芍药、枳壳、厚朴、大黄，甚者加芒硝，或用河间三一承气汤。

七八日过经不解，热不退，或黄连解毒汤、凉膈散，选而用之；或仍以小柴胡汤看证调治而愈；或愈后因劳役复热者，仍用补中益气汤，多服数帖自安；虽因食复病，切不可轻用大黄、芒硝之类下之，盖病后气血大虚，若复下之，必死，慎之慎之。

上证治法内方，悉见前集，再不重立，此载大略未备。治此证者，须于仲景《伤寒论》中熟览详究，用药庶无误矣。

内　伤六

内伤者，皆由饮食不节、起居不时、劳役过伤，或触犯贼风，恶寒发热，宜察表里虚实、内伤外感之候。亦有外感挟内伤，有内伤挟外感。此撮要言，更遍览东垣论中，庶得详悉大

---

① 濈（jí吉）濈然：汗出的样子。

法，宜以扶植胃气为本，斟酌用药，毋违东垣之指也。

引方补中益气汤 见前集汤类，备录加减法。

若咽干，本方加干葛；若心刺痛，乃血涩不足，倍当归；若精神短少，倍人参加五味子；若头痛，加蔓荆子，痛甚加川芎，顶脑痛加藁本、细辛；若痰多，加半夏、贝母、生姜；若咳嗽，春加佛耳草、款冬花，夏加五味子、麦门冬，秋冬加连节麻黄；久嗽，肺中伏火，去人参；若恶食，食不下，乃胸中有寒，或气涩滞，倍陈皮加青皮、木香；寒月，更加益智、草豆蔻；夏月，加芩、连；秋月，更加砂仁、槟榔；若心下痞闷，加芍药、黄连；若腹胀，加枳实、木香、砂仁、厚朴，寒月加生姜、肉桂；若腹痛，加芍药、甘草；有寒，加桂心，夏加黄芩倍甘草、芍药，冬加益智、草豆蔻、半夏；若胁痛或急缩，倍柴胡、甘草；若脐下痛，加熟地黄，不已，乃是寒也，加肉桂；若大便闭涩，加当归梢、大黄；若脚软乏力或痛，加黄柏，不已更加防己；若气浮心乱，以朱砂安神丸镇之。

上方加减法，是饮食劳倦，喜怒不节，如病热中，则可用之；若未传寒中，则不可用也。盖甘酸适口以益其病耳，如黄芪、人参、甘草、芍药、五味子之类是也见《脾胃论》。

朱砂安神丸

调中益气汤

草豆蔻丸 治宿食不消，胃口痛。

枳术丸 治痞满、消食、强胃等证并见前集汤类、丸类。

若元气虚弱，饮食不消，心下痞闷，本方加橘皮一两，名橘皮枳术丸；若治饮食太过，致心腹满闷不快，本方加炒神曲一两，炒麦蘖面一两，名曲蘖枳术丸；若破滞气，消饮食，开胃进食，本方加木香一两，名木香枳术丸；若治因冷食内伤，本方加制半夏一两，名半夏枳术丸；若治伤肉食湿面、辛辣味厚之物，填塞闷乱不快，本方加酒炒黄连、酒蒸大黄、炒神曲、净橘红各二两，黄芩四两，名三黄枳术丸。

保和丸 治一切饮食所伤，胸腹饱①闷不安，或腹中有食积癖块，多服日渐消散。若脾胃虚者，恐不可服。

山楂肉五两 神曲炒 半夏泡。各三两 茯苓 陈皮去白 萝蔔子炒 连翘各一两

上为细末，别用生神曲五两，入生姜汁一小盏，水调打糊为丸，如梧桐子大，每服三五十丸，清米饮送下。若健脾胃、消食积，加麦糵面一两，白术二两，名大安丸。一云脾虚者服之，虚虚之祸，疾如反掌；或以四君子等物作汤使送下。盖山楂一味，大能克化食物，若胃中无食，脾虚不运不思食者，服之则克伐脾胃之气，故云然也。

加味二陈汤 导痰补脾，消食行气。

陈皮 茯苓 神曲炒。各七分 山楂肉钱半 半夏泡 香附子各一钱 川芎 苍术 白术各八分 麦芽面炒 砂仁炒。各五分 甘草炙。三分

上除神曲、麦芽面细研另包，余细切作一服，生姜三片，枣一枚，水二盏，煎一盏，调神曲、麦芽面入内搅服。

木香导滞丸 治伤湿热之物，不得施化而作痞满，闷乱不安，宜用。

大黄一两 枳实制 神曲炒。各半两 白茯苓 黄芩 黄连白术各三钱 泽泻 木香 槟榔各二钱

上为细末，汤浸蒸饼为丸，如梧桐子大，每服七八十丸，

---

① 饱：原作"鲍"，据《珍本医书集成》本改。

温水食远送下，量强弱加减丸数，以利为度。

加减润肠丸 治伤食心腹痛，能润血燥热，通大便。

大黄倍加 黄芩 麻仁 郁李仁 杏仁 厚朴 枳壳 陈皮去白 当归 梢萝菔子各等分

上为末，炼蜜丸如梧桐子大，每服百丸，食前滚水送下。

备急大黄丸 治心腹诸卒暴痛，食积胸满，下咽气便速行。

大黄 巴豆去油皮膜 干姜各等分

上为细末，炼蜜和捣为丸，如小豆大，每服二丸，白汤送下，以利为度。

人参养胃汤 治内伤饮食，心腹胀痛，吐泻，疟疾初起，疟后调理脾胃。

苍术 厚朴 陈皮 甘草 人参 茯苓 半夏 草果 藿香加砂仁香附子

上细切，用水二盏，生姜三片，乌梅一个，煎至一盏，去渣温服。若痰疟寒多者，加炮附子。

参苓白术散 治脾胃虚弱，饮食不进，或呕吐泻利，或大病后补助脾胃，此药极妙。

人参 白茯苓 白术 干山药 白扁豆去壳，姜汁浸炒。各一两半 甘草炙 薏苡仁炒 桔梗米泔浸 莲肉去心 砂仁各一两

若治噤口痢，用石莲肉加石菖蒲一两；有气，更加木香半两。

上为细末，每服二钱，枣汤送下；噤口痢，用粳米汤；休息痢，用砂糖汤调下。

郁 证七

郁证者，气郁而湿滞，湿滞而成热，热郁而成痰，痰郁而

成癖，血郁而成癥，食郁而成痞满。丹溪曰：气血冲和，百病不生；一有怫郁，诸病生焉。

引方六郁汤　解诸郁。

陈皮去白。一钱　香附子二钱　半夏泡　山栀仁炒　赤茯苓各七分　苍术　抚芎　砂仁炒，研细　甘草炙。各五分

上细切，作一服，用水二盏，姜三片，煎至一盏，去渣温服。若气郁，倍香附、砂仁，加乌药、木香、槟榔、苏梗、干姜；若湿郁，倍苍术，加白术；若热郁，倍山栀，加黄连；若痰郁，加南星、枳壳、猪牙皂荚；若血郁，加桃仁、红花、牡丹皮；若食郁，加山楂、神曲、麦糵面。

越曲丸　解诸郁。

神曲炒　香附童便浸　苍术　川芎　山栀仁炒。各等分①

上为细末，水丸如②绿豆大，每服五、七十丸，食远温水送下。

痰　饮八

痰饮者，为患百端。夫善治痰，顺气为先，必兼实脾燥湿。王隐君有论，丹溪有方，治者于此求之，庶得详悉，不失医理之旨矣。

引方二陈汤　见前集汤类。

导痰汤　治风湿痰咳嗽等证。

半夏汤泡。二钱　南星煨　陈皮　枳壳麸炒　茯苓　甘草炙。各一钱　生姜五片

---

①　各等分：原无，据《珍本医书集成》本补。
②　如：原无，据《珍本医书集成》本补。

上细切，用水一盏半，煎至一盏，去渣温服。若久嗽，肺燥热者，去半夏，加五味子九粒，杏仁五分。

加味二陈汤　治痰理脾胃。

陈皮盐水浸。八分　半夏姜汁炒。一钱半　白茯苓　白术各一钱三分　香附盐水炒。七分　连翘　黄芩炒　枳实麸炒　前胡　甘草炙。各五分　瓜蒌仁　桔梗　麦蘖炒，各一钱

上细切，用水二盏，姜三片煎，临服，入姜汁三匙、竹沥一杯服。

加减清膈化痰丸

陈皮去白　贝母去心　半夏曲　天南星汤泡，姜汁浸炒　白茯苓　天花粉各一两　片芩去芦，酒炒　香附子童便浸，醋炒　枳实麸炒　苍术米泔浸，去皮炒　海石另研。各八钱　桔梗六钱

上为细末，烧竹沥，加姜汁为丸，如绿豆大，每服九十丸，食远及临卧滚水送下。

加味化痰丸　治痰满胸膈，咽喉不利者。

橘红去白，盐水洗　半夏曲炒。各二两　桔梗米泔浸　海蛤粉另研　贝母去心　瓜蒌仁另研如泥　香附盐水炒。各一两　片黄芩炒　枳壳麸炒　连翘各五钱　诃子去核　枯白矾另研。各二钱半

上为细末，炼蜜入真姜汁调和为丸，如黍稷米大，每服四五十丸，淡姜汤送下，不可多服，恐伤上焦元气。

清气化痰丸　治胸膈停痰，消饮食，理脾胃，顺气宽胸解郁。

陈皮　青皮　苏子　香附子各二两　神曲　麦芽　山楂　茯苓　萝菔子　杏仁各一两　南星　半夏各四两。以皂角二两，白矾二两，生姜四两，切片，同水煮，取南星、半夏焙干

上为末，竹沥、姜汁打糊丸如梧桐子大，每服七十丸，姜

汤下。

咳　嗽九

咳嗽者，须分春夏秋冬，并阴虚火动、劳嗽风痰治之。春是春升之气；夏是夏火炎上，最重；秋是湿热伤肺；冬是风寒外感。痰嗽者，嗽动便有痰出是也；劳嗽者，盗汗面赤是也；火嗽者，乍进乍退是也；风寒嗽者，鼻塞声重是也。

秘传加味二陈汤　方见前集汤类。

春嗽，二陈汤加五味子、白芍药、杏仁、柴胡、黄芩、姜，水煎服。

夏嗽，二陈汤加黄芩、五味子、黄柏、知母。

秋嗽，二陈汤加苍术、白术、五味子、黄芩、杏仁。

冬嗽，二陈汤加桂枝、苏叶、细辛、杏仁、麻黄。

痰嗽，二陈汤加桔梗、前胡、贝母、紫菀、白芍药。

劳嗽，二陈汤合四物汤，加杏仁、紫菀、五味子、贝母、款冬花。若久嗽，去款冬花，加罂①粟壳，是治其本也。

火嗽，用石膏杏仁汤：石膏、杏仁、桔梗、桑白皮、芍药、真青黛、贝母、瓜蒌仁、栀子、陈皮、枳壳、甘草。

肺胀嗽，用桔梗香薷汤：桔梗、香薷、陈皮、枳壳、黄芩、贝母、桑根、白皮、地骨皮、青皮、柴胡、泽泻、甘草梢、天门冬、灯芯。

肺实嗽喘，两寸脉洪而有力者。用葶苈桑白皮汤：葶苈子、桑白皮、紫菀茸、款冬花、石膏、杏仁、瓜蒌仁、黄芩、陈皮、枳壳、天花粉、桔梗头、白茯苓、甘草梢。

---

①　罂：原作"莺"。罂粟，《滇南本草》称"莺粟"。下同。

肺虚喘嗽，两寸脉微而无力者。用五味子汤：五味子、人参、桔梗。

上半夜嗽者属阴虚，二陈汤合四物汤，加黄柏、知母、五味子。

五更嗽者，属阳虚食积，二陈汤加枳实、神曲、山楂。

凡嗽得出者，用半夏；嗽不出者，去半夏，用贝母；若干嗽者，为最难治。

疟 证 十

疟疾者，起于内伤外感。无痰不成疟，脉自弦数迟是也。治法当看所挟客邪何如，若有风散风，有寒祛寒，有暑消暑，有湿除湿，有痰治痰，有积除积。客邪既去，寒热既准，然后可截。寒来不久则肾虚，热来不久则胃虚，若不截止，必成劳矣。经云：先补正气，后退邪气。理之必然。

秘传人参鳖甲饮

人参　鳖甲　苍术　白术　半夏　厚朴　川芎　当归　槟榔　青皮　甘草炙　生姜

上细切，若日间发者属阳，用酒水各一盏，黑豆一撮，桃枝头七个，乌梅一个，同煎至七分，露一宿，未发之先，去渣空心服；若夜间发者属阴，加升麻、桔梗；若寒多者，加桂枝，酒多水少；若热多者，加柴胡、茯苓，水多酒少；若元气不足者，加升麻；若渴甚者，加天花粉、知母；若久不瘥者，加常山、草果。

秘传平疟饮　治疟不问新久神效。

槟榔　枳壳　陈皮　甘草炒　常山　桔梗　地骨皮　五加皮　赤芍药　白茯苓一方无茯苓有草果

上细切，各等分，用瓷碗盛之，酒浸露一宿，临发日，去渣空心热服；渣仍用酒一盏半，煎八分服。若寒多，倍加槟榔、枳壳；若热多，倍加陈皮、甘草。

加味小柴胡汤

日间发者属阳，本方合四君子汤，加川芎、葛根、苍术、陈皮、青皮，水煎服。

夜间发者属阴，本方合四物汤，加青皮，水煎服。

人参养胃汤　治疟后调理最妙。

平胃散加人参、茯苓、半夏、草果、藿香、生姜、乌梅。

上细切，用水煎服。如痎疟寒多者，加炮附子。

泄　泻十一

泄泻者，多因脾胃虚弱，为饮食所伤，及风寒暑湿之气所袭而成。此病治法，须分气虚食积并寒湿火，不可一概妄治。经云：虚者补之，寒者温之，湿者利之，火者降之，食积消之。此为大法。

秘传加减平胃散

苍术　白术　茯苓　甘草　陈皮　砂仁　猪苓　泽泻

上细切，用水二盏，加姜、枣、灯心，煎至八分，去渣，食远服。

若泻如清水，脉来无力者属寒，加炮干姜、肉桂；甚不止，加制附子；若泻如利，黄赤稠黏，或乍泻口渴，脉来无力者，属火，加黄连、黄芩、炒干姜少许；若泻而腹痛，右关脉来有力者，属食积，加草果、枳实、山楂；若泻腹痛，或呕吐者，加木香磨姜汁服；若泻，小便短赤，脉沉者，属湿，加滑石、灯心；若泻，腹如雷鸣者，加煨生姜五大片，若久不止者，属脾泄，脉来无力，加人参、黄芪；若甚不止者，加升麻、炒白术、苍术。

温六丸 治泄泻并痢。

六一散一料，加干姜五钱。一方去干姜加红曲五钱，名清六丸。治证见上。

上为末，炊饼为丸，如梧桐子大，每服五七十丸，米饮送下。

秘传灸法 治吐泻垂死者。

灸天枢、气海三穴立已。天枢在挟脐二寸，气海在脐下一寸五分。

痢十二

痢者多是湿热，亦有食积者，初不可便用止涩之剂，宜早据虚实，通因通用为先，以断下为后，祛外邪，分阴阳，消积滞，淡以渗泄，苦以坚之。又中间有权变，痢久不可下，当察证调之，此乃概论。痢方纷杂，治者慎按焉。

引方感应丸 治痢初起祛逐之，此通因通用之法见前集丸类。

秘传万病遇仙丹 治一切痢疾，并积聚癥瘕，男子女人小儿一切腹病，惟孕妇不宜服之。

黑丑一斤，取头末五两，半生半炒用 莪术生用 茵陈生用 槟榔生用 三棱醋浸，煮 猪牙皂角醋浸，去皮核，另为末。各五钱

上为细末，将皂角末水打面糊为丸，如梧桐子大，男妇每服三钱，小儿每服一钱半，五更初用冷茶送下，利五六次，见秽积乃除根，忌油腻湿面生冷之物，功效不可尽述。

大承气汤_{见前集}①_{汤类。}初起用之，此仲景治痢之法。

芍药汤　行血则便脓自愈，和气则后重自除，此药是也。_{见前集汤类。}

香连丸　治下痢脓血，赤白相杂，里急后重。_{见前集丸类。}

六一散　治痢之圣药，功不能述。_{见前集散类。}

参苓白术散　治噤口痢、一切痢。_{见内伤类。}

保和丸　治食积痢、湿热痢，看所感作汤送下。_{见内伤类。}

秘传香连丸　治大人、小儿一切痢疾。

黄连二两，_{以一两同吴茱萸炒，以一两同砂仁炒，凡同炒者不用}　木香一钱　肉豆蔻_{面炮}　诃子_{面炮，去核。各二钱}

上为细末，醋糊丸，如梧桐子大，每服二十丸，空心服。若红痢，甘草汤送下；若白痢，干姜汤送下；若红白相杂，清米汤送下。

秘传和中饮　治痢不分赤白新久，服之无不效者。若发热、噤口、不食者，慎勿服。

白术　陈皮　白茯苓　白芍药_{各一钱}　草果_{去皮。七分}　甘草_{炙。三分}　陈仓米二钱　砂糖三钱　乌梅一个　罂粟壳_{醋炙。一钱半}

上细切，用水二盏，姜三片，枣一枚，煎至一盏，去渣，温服。

三黄熟艾汤　治热积脏腑，下痢赤色，及治伤寒四五日而大小热痢，服诸药多不止，宜服之。小儿亦宜。

黄连　黄芩　黄柏_{各七分半}　熟艾一钱

上细切，用水一盏，乌梅二个，煎服。

秘传团鱼羹

---

① 前集：原作"卷上"，据本书体例改。

团鱼大者，一个

上一味，用水煮，去肠甲，加生姜七片，砂糖一小块，不用盐酱，少入米粉，

作羹吃。一二碗立愈。

胃苓汤 见前集汤类。

呕吐恶心十三

呕吐恶心者，宜分气虚、血虚、痰火、伤食，不可妄治。经云：食顿出者名曰吐；食时欲呕不呕，欲吐不吐，名曰恶心；食后停寒在膈者，名曰伤食。若右手脉来无力者属气虚，有力属痰火；若左手脉来无力属血虚。

秘传加味二陈汤

陈皮　半夏　茯苓　白术　甘草

上细切，用水二盏，姜三片，枣二枚，煎一盏，去渣，再入姜汁服。若气虚者，加人参、黄芪；若血虚者，加当归；若痰火者，加姜汁、炒黄连、黄芩、山栀；若胃口有痰火者，加姜汁、炒黄连、炒干姜；若挟食停寒者，加砂仁、枳实、山栀、姜汁；若恶心者，加黄连、炒干姜、生姜汁；若脾胃弱者，加砂仁、藿香。仲景云：呕多虽有阳明证，慎勿下。思邈云：呕家多服生姜。

吞　酸十四

吞酸者，饮食入胃不化，湿热所蒸故也，法宜温药散之；若久吞①酸不已，宜以寒凉药调治之。

---

① 吞：原作"喜"，据天启本改。

秘传加味二陈汤

陈皮　半夏　茯苓　甘草　苍术　枳实　厚朴　黄连　黄芩　山栀

上细切，用水二盏，姜三片，煎服。

秘传正胃丸

吴茱萸　黄连各一两

上以黄连细切，同吴茱萸，以井花水浸七日，去黄连，将吴茱萸焙干，每日清晨服四十九粒，米饮汤送下。

嘈杂嗳气十五

嘈杂者，似饥不饥，似痛不痛，主心血虚少，痰火所挠，而有懊恼不自宁之况者是也。其证或兼嗳气，或兼痞满，或兼恶心，渐至胃脘作痛，痰火之为患也。治法消其痰，降其火，健脾行湿，是治其本也。

秘传加味四物汤　治嘈杂，主补血。

当归　川芎　熟地黄　白芍药　人参　茯苓　黄连　山栀仁　半夏　甘草炙

上细切，用水二盏，生姜三片，枣一枚，煎服。若嘈杂心痛，加茯神、生地黄。

秘传加味二陈汤　治嗳气，主消痰。

陈皮　半夏　茯苓　甘草　黄连　黄芩　山栀　桔梗各以姜汁炒

上细切，用水二盏，姜三片，枣一枚，煎服。

梅核气十六

梅核气者，咯之不出，咽之不下，乃属痰也。此积热过甚使然。

秘传加味二陈汤

陈皮　半夏　茯苓　甘草　黄芩　枳壳　苏子　桔梗　厚朴　肉桂少许

上细切，用水二盏，姜三片，枣一枚煎，临服，姜汁磨木香服之。

水肿鼓胀十七

水肿者，皆脾土有亏，不能防制肾水，以致泛溢于皮表也。其证先眼胞上下微肿，皮薄而光，手按成窟，举手即起满，小便短赤者是也。治法须先顺气行水，然后实其脾土，滋养肺肾，以制木火二邪，更却盐味，断妄想，以防助邪而保母气。丹溪有论最详，治者推而求之，则达其蹊径矣。

秘传助脾渗湿汤　治水肿鼓胀。

苍术　白术　人参　枳壳　枳实　黄连　山栀　厚朴　大腹皮　萝菔子炒　猪苓　泽泻

上细切，用水二盏，姜三片，灯芯一握煎，再用木香磨姜汁服。若大便燥结者，加大黄微利之；若小便不利者，加滑石；若皮厚气短、饱闷腹肿者，为鼓；若见脐凸，腹露青筋，手掌足背俱平者，不治。

丹溪治肿胀大法，宜补中行湿利小便，以人参、白术为君，苍术、陈皮、茯苓为臣，黄芩、麦门冬为使，以制肝木，少加厚朴以消腹胀。气不运，加木香、木通；气下陷，加升麻、柴胡提之；血虚，加补血药；痰盛，加利痰药。随证加减，用之无不效者。

虚 损十八

虚损者，内外感损不同，甚者色欲所致，审知诸损，固非专方一剂可以兼治。今略据证设方，治加谨察用之，更当详于《难经》《机要》五脏治法，庶几毋错。

引方十全大补汤　治气血俱虚而挟寒者。以下五方。见前集汤类。

四君子汤　治气虚。

四物汤　治血虚。

八物汤　治气血两虚。

气血俱虚而挟补中益气汤治饮食失节，劳役所伤，暴伤元气，恶寒发热，证似伤寒者。

加味虎潜丸

人参　黄芪　白芍药酒炒　黄柏盐酒炒　当归酒洗　山药炒。各一两　锁阳酥炙　枸杞子　虎胫骨酥炙　龟板酥炙　破故纸炒　菟丝子盐酒浸三宿，焙干　杜仲姜汁炒断丝　五味子各七钱半　牛膝去芦，酒洗。二两　熟地黄酒浸。四两

上为细末，炼蜜和猪脊髓为①丸，如梧桐子大，每服五六十丸，空心用温酒或姜盐汤下。一法取紫河车即初胎产孩胞衣一具，长流水洗净，去筋膜蒸熟，同前药末捣和成剂为丸。

滋阴大补丸

川牛膝去芦　山药各两半　杜仲姜汁炒丝断　巴戟去心　山茱萸去核　肉苁蓉酒浸，去甲　五味子　白茯苓去皮　小茴香炒　柏子仁　远志去心，甘草同煮。各一两　石菖蒲　枸杞子各五钱　熟地

---

① 为：原无，据《珍本医书集成》本补。

黄酒浸。二两

上为细末，红枣肉和炼蜜为丸如梧桐子大，每服七十丸，空心，用淡盐汤或温酒送下，与上虎潜丸相间服之佳。所谓补阴和阳，生血益精，润肌肤，强筋骨，性味清而不寒，温而不热，非达造化之精微者，未足以议于斯也。

秘传固本牛胆丸　固本乌须发，功效不能尽述。传者得于京师文选司，购费珍价，宜秘藏勿轻授。

人参去芦　天门冬去心　麦门冬去心　生地黄酒洗　熟地黄酒洗当归酒洗　莲花蕊　何首乌赤白相半　槐角三月上巳采者佳

上各等分，勿犯铁器，为细末，用腊月黑犍牛胆一个，将前药末纳入胆内，悬于风凉阴处四十九日取出。每服二钱，空心白酒调下。若畏苦，就以牛胆汁为丸，如梧桐子大，每服五十丸，空心白酒送下。切忌房事、萝蔔、辛辣之物。若欲多制，依前法广取牛胆修合待用，恐春夏制之不及也。

秘传一醉不老丹　养血消痰，乌须黑发，男女皆可服之。

莲花蕊　怀庆生熟地黄　槐角子　五加皮各三两　没石子六个，三阴三阳

上将前药用木石杵春捣碎，以生绢袋盛之，同无灰好酒十斤，入不津埕①内，春冬浸一月，秋二十日，夏十日，紧封埕口，浸满日，取药渣晒干，捣为细末；又用大麦面三两炒熟，和前药末炼蜜为饼子，每饼重一钱；又取薄荷为末，同前药饼入瓷罐内，一层末，一层饼，每日饭后取十数饼，放在口内，待其自化咽下；药酒恁意饮之，以醉为度，须连日服尽，久收恐味变也。酒药服尽，而须发白者黑矣；若不黑，再合二三料

①　埕（chéng 城）：酒瓮。

服之；若饼难噙，为丸以酒吞之亦可。近见祝公叙云：但饮前药酒，亦自见效，渣滓不用可也。

一云：生天门冬，不拘多少，用滚水泡过，去皮心，捣烂绞汁，以砂锅盛之，用文武炭火煮，勿大沸，以十斤为率，熬至三斤，却入蜜四两，熬成膏，滴水中不散，取出以瓷罐盛之，埋地中七日，去火毒，每早晚用一匙，白汤调下；若动大便，以酒调服。能去积聚风痰，补肺疗咳嗽失血，润五脏，除三虫伏尸瘟疫，轻身益气，令人不饥，延年不老。

《抱朴子》云：杜紫薇服天门冬，御八十妾，有子一百四十人，日行三百里。

班龙丸　治真阴虚损及老人虚人，常服延年益寿。

鹿角胶炒成珠　鹿角霜　菟丝子酒浸，研细　柏子仁　熟地黄各半斤　白茯苓补骨脂各四两

上为细末，酒煮米糊为丸，或以鹿角胶入好酒洋①化为丸，如梧桐子大，每服五十丸，空心姜盐汤下。昔蜀中有一老人，货此药于市，自云寿三百八十岁矣。每歌曰：尾闾不禁沧海竭，九转金丹都谩说。惟有班龙顶上珠，能补玉堂关下血。当时有学其道者，传得此方，彼老人化为白鹤飞去，不知其终。

秘传玉液还丹

枸杞子　五味子　覆盆子　菟丝子酒浸　巨胜子炒去皮　生地黄酒洗　熟地黄酒洗　天门冬去心　麦门冬去心　人参　钟乳粉　鹿茸酥炙　甘菊花酒洗　肉苁蓉　山药炒。各等分　沉香另研为衣

上为细末，候采降雪丹即室女初行天癸为丸，如梧桐子大，沉香为衣，每服五十丸，空心三意酒下。若无降雪丹，炼蜜为

---

① 洋：《珍本医书集成》本作"溶"。下同。

丸亦可。

秘传三意酒

枸杞子　生地黄各半斤　火麻子半升，蒸

上细切，用无灰好酒一大埕，以生绢盛药入不津埕内，春秋浸十日，夏浸七日，冬浸半月。

大补阴丸　降阴火、补肾水最妙。

黄柏盐酒炒褐色　知母去毛炒。各四两　熟地黄酒洗　龟板酥炙。各六两

上为细末，炼蜜和猪脊髓为①丸，如梧桐子大，每服五十丸，空心姜盐汤②任下。

六味地黄丸　治肾经虚损，久新憔悴，盗汗发热，五脏齐损，瘦弱虚烦，骨蒸痿弱，下血咯血等证。见丸类。

人参膏　补虚羸元气最捷。

人参不拘多寡

上一味，去芦细切，量水于银石器内慢火煎如稠饴，瓷器盛贮，每服一二匙，空心白汤调服。

虚损者，于前集肾部证治图内方，按证参考，斯不重立。

劳　怯十九

劳怯者，多由气体虚弱，劳伤心肾，则阴虚而生内热所致。主在痰血，水火不能既济故也。亦有外感六淫之气失于祛散，以致乘虚入里，久不与治，遂成劳瘵。又有传疰而得者，其脉多弦虚细数。治疗之法，当究其源所受，补阴降火为要。

秘传加减八珍汤

---

① 为：原无，据《珍本医书集成》本补。
② 汤：原无，据天启本补。

人参　白术　茯苓　甘草　当归　生地黄　白芍药　酒黄柏　酒知母　橘红　桔梗

上细切，用水二盏，煎一盏，去渣服。若咳嗽者，去人参，加沙参、五味子、麦门冬；若久嗽者，去人参，加杏仁、罂粟壳；若喘者，去人参，加桑白皮、瓜蒌仁；若胸中满闷者，加制枳实；若有痰者，加贝母、半夏曲；若痰中带血者，加紫菀、黄芩、山栀；若吐血咳血者，加山栀、阿胶、胡黄连；若遗精者，加牡蛎粉；若盗汗者，加黄芪、半夏曲、浮小麦；若日晡及半夜热者，加地骨皮；若骨蒸劳热者，加秦艽；若寒热往来者，加柴胡；若心下惊悸，去茯苓，加茯神、远志；若声嘶及咽痛生疮者，加青黛、犀角、桔梗；若渴甚者，去芍药，加天花粉；若元气不足、大便溏者，加升麻、炒白术；若作丸剂，加酥炙龟板；若遗精，加樗根白皮为细末，炼蜜为丸如梧桐子大，每服五十丸，空心盐汤、温酒任下。

秘传秋石丹　治劳怯并火证极效。

用童便一大缸，以新水一半，搅和候澄清，辟去清者留浊脚。又入新水同搅，候澄去清者，再入捣碎雪梨二十个，又入甘松半斤，熬水一小桶同搅，以白绵布一方，滤去渣滓，候澄清，辟去清者，留浊脚晒干，为细末，罗净，每服一小匕，烧酒送下，用瓷罐盛贮封固，勿令泄气。

劳怯者，《内经》有曰：阴虚生内热。究斯一言，便知治法之大意也。余①每见得此证者，多因咳嗽唾痰，咯血吐血，身热，脉弦虚细数，颊赤唇红，貌黄体瘦，是皆嗜欲过淫，劳怯之所由也。呜呼！人之有生，色欲不免，夫何耽乐忘返，昏于

---

① 余：原无，据天启本补。

快心，不思真元之亏耗，以至于甚哉！所感病有轻重之殊，死在姑延岁月，真病既出，虽费千金求疗，复生者几希矣。仙翁有诗云：可惜可惜真可惜，世间有宝人不识。真精喷与粉骷髅，却去街头买秋石。斯言至矣，信之念之。《易》曰：君子以惩忿窒欲，此之谓欤？或曰：汝何不详具治法，而谆谆切于示戒？予曰：经云不治已病治未病之意也。予承其旨，因附言于方下以自警，并告诸同志云。

头　痛二十

头痛者，非止一端，大概多由风寒所袭。故经曰：风从上受之。然亦有热，有气虚，有血虚，有胸膈停痰，厥气壅逆而痛者，须先调治痰厥。又有肾虚气厥而巅顶痛者，谓之肾虚头痛，或发时左右颈后筋紧掣痛，应于巅顶，甚不可忍。治法用艾灸百会、囟会、风池等穴，效应尤速；或用灯心草寻刺脑后动跳脉，按法随用。医者更宜究东垣六经头痛论，治理了然。

引方加味调中益气汤　治气血两虚头痛，其效如神。

陈皮酒黄柏　蔓荆子各三分　升麻　柴胡各四分　人参　甘草炙　苍术　川芎各六分　黄芪一钱　细辛二分　当归五分

上细切，用水二盏煎服。一方有木香二分，无黄柏。

秘传加减川芎茶调散　治头风热痛，不可忍者。

片黄芩二两，酒拌炒，再拌再炒，如此三次，不可令焦　小川芎一两　白芷五钱　芽茶三钱　荆芥四钱　薄荷叶二钱半

上为细末，每服二钱，茶清或白汤调下。

彻清膏　治头痛风热，耳聋。见前集饮类。

心　痛 即胃脘痛二十一

心痛者，虽有九种，溯其由，则皆忧郁内伤，邪气外感，结聚痰饮，停于脾胃，溢于包络所致。其有寒气郁于胃口者，有热伤死血者，有食积者，有痰饮作痛者，须各宜辨之。又有真心痛者，则手足皆青，旦发夕死，夕发旦死，不可治也。

秘传加减调中汤

苍术　厚朴　陈皮　甘草　枳实　桔梗　白茯苓　草豆蔻建宁者佳

上细切，用水二盏，姜三片，煎一盏，去渣，再入木香磨姜汁服。若寒痛者，脉必无力，加干姜、肉桂；若热痛者，脉必有力，加姜汁炒黄连、黄芩、山栀；若食积痛者，加炒砂仁、草果、山栀；若痰饮作痛者，加半夏曲、瓜蒌仁；若日轻夜重者，属死血，加当归尾、桃仁、红花、玄胡索。

秘传加味枳术丸　治湿痰、食积、酒积、茶积、肉积，在胃脘当心而痛，及痞满恶心、嘈杂、呕吐等证。

白术三两　枳实麸炒　苍术泔浸二宿　猪苓去皮　麦蘖面炒神曲炒　半夏汤泡透，各一两　泽泻去毛　赤茯苓去皮　川芎　黄连陈壁土炒，去土　白螺蛳壳煅。各七钱　草豆蔻　砂仁炒　黄芩陈壁土炒，去土　青皮去白　莱菔子炒　干生姜各五钱　陈皮去白　香附子童便浸　瓜蒌仁　厚朴姜汁制炒　槟榔各三钱木香　甘草各二钱

若久病挟虚者，加人参、白扁豆、石莲肉各五钱；若吞酸者，加吴茱萸汤泡，寒月五钱，热月二钱半；若时常口吐清水，加炒滑石一两，牡蛎粉五钱。

上为细末，用青荷叶泡汤浸，晚粳米捣粉作糊为丸，如梧桐子大，每服七十丸，多至一百丸，清米饮送下。

秘传灵脂遏痛汤　治妇人气血刺痛。

当归　赤芍药　五灵脂醋炒　香附子醋炒　木香　艾叶醋炒

陈皮　半夏香油炒　枳壳　厚朴　苏梗　木通

上细切，用水二盏，姜三片，煎至一盏，去渣服。心痛者，于内伤方求之，治同斯不重立。

腹　痛二十二

腹痛者，须分寒热、食积、湿痰、死血，诊按病由调治。若绵绵痛者属寒，若忽痛忽止者属热，若便后痛少减者属食积，若小便不利而痛者属湿痰，若日轻夜重、作痛不移动者属死血。

秘传加减调中汤

苍术　厚朴　陈皮　甘草　半夏　白茯苓　木香　砂仁
枳壳各等分①

上细切，用水二盏，姜三片煎，再入木香磨姜汁调服。若寒痛者，加干姜、肉桂，甚不已，加制附子；若热痛者，加姜汁炒黄连、黄芩，去木香；若食积痛者，去枳壳，加枳实、草果、大黄下之；若痛甚不已者，加柴胡、大黄微利之，此痛随利减之法；若湿痰痛者，倍加苍术、半夏、砂仁；若死血痛者，去苍术、半夏、砂仁，加当归、桃仁、红花，重者再加大黄；若小腹痛者，加青皮；凡诸腹痛，勿用参、芪、术，盖补其气，气旺不通而痛愈甚；凡诸腹痛甚者，脉必沉伏；凡诸腹痛，面上忽见红斑点者多死。

腹痛者，如以上法治而未愈，更于内伤方求之。治同，或合消或合下。

---

① 各等分：原无，据《珍本医书集成》本补。

腰痛二十三

腰痛者，男子多因肾虚，女人多因瘀血。盖由肾经虚损而外为四气所袭，内为七情郁结而成；又有坠堕闪肭，气血凝滞而痛者，其脉多沉弦。治法云：虚者补之，风者散之，寒者温之，挫闪者行之，瘀血者逐之，湿痰流注者消导之。宜各类推而治之，不可执一论也。

引方独活寄生汤　治因肾虚，坐卧冷湿当风所得。

独活一钱　桑寄生　杜仲炒　细辛　牛膝　秦艽　茯苓　白芍药　桂心　川芎　防风　炙甘草　人参　熟地黄　当归各五分

上细切，用水二盏，煎至一盏，去渣，空心温服。

青娥丸　治肾虚腰痛，常服壮筋补虚。方见前集丸类。

牛膝丸　治腰胯痛。方见前集丸类。

摩腰丹　治寒热腰痛，并老人虚人腰痛。

附子尖　乌头尖　南星各二钱半　朱砂　干姜各一钱　雄黄　樟脑　丁香各一钱半　麝香当门子五粒

或加吴茱萸、桂皮。

上为细末，炼蜜为丸，如龙眼大，每用一丸，生姜汁化开，如厚粥样，烘热置掌中，摩腰上，令尽粘着肉，烘绵衣缚定，腰热如火。间三日用一丸妙。

腰痛者，若因房劳辛苦而痛者，用四物汤加黄柏、知母、五味子、杜仲之类，吞补肾丸，或大补阴丸；若因风寒湿流注经络而作痛者，用二陈汤加麻黄、苍术、川芎、白芷、防风、羌活、独活之类；若因锉闪跌扑，致死血流于本经而作痛者，用四物汤加桃仁、红花、苏木之类；脉实人壮盛者，用大承气汤加桂下之；若因醉饱入房太甚，而酒食之积乘虚流入于本经，致腰痛难以俯仰，用四物汤合二陈汤，加麦芽、神曲、杜仲、黄柏、官桂、砂仁、葛花、桔梗之类。

灸法，取肾腧二穴，灸之尤捷。肾腧穴在脊中对脐各开寸半是穴。

气　证二十四

气证者，起于七情触发怒气，伤于肝经，凡气有余即成火，虽气无补法，实者固不宜补，虚者或少补之，不为常例。

秘传木香化气汤　气实者用之。

苍术　厚朴　枳壳　大腹皮　陈皮　青皮　木香　香附子

砂仁　紫苏子　黄芩

上细切，用水二盏，姜三片，煎一盏，去渣服。若胁痛者，加柴胡、青皮；若小腹痛者，加青皮。

秘传补中参术汤　气虚者用之。

人参　白术　白茯苓　甘草　当归　苍术　厚朴　陈皮

枳壳少许

上细切，用水二盏，姜三片，枣二枚，煎一盏，去渣服。若妇人，加香附，木香磨水调服。

疝　气二十五

疝气者，《内经》曰：肝脉大急沉，皆为疝。又曰：三阳急为瘕，三阴急为疝。《难经》曰：任脉之为病，其内苦结，男子为七疝。夫所谓七疝者，寒、水、筋、血、气、狐、癫七者是也。医者宜分别七证而治之。

秘传马蔺花丸　治七疝癫气，及妇人阴癫坠下、小儿偏坠等证，无有不效者。

马蔺花醋炒　川楝子　橘核　海藻　海带　昆布三味俱盐酒洗
桃仁去皮尖。各一两　厚朴姜制　木通　枳实麸炒　玄胡索　肉桂
木香　槟榔各半两　脉沉细，手足逆冷者，加川乌头一个炮。半两

上为细末，酒糊丸如梧桐子大，每服五七十丸，或酒，或
姜盐汤，任意送下。

凡治七疝，须先灸大敦穴。一名大顺，在足大拇指离指甲如韭
叶大，灸三壮，乃足厥阴井也。

痛　风二十六

痛风者，肥人多因风湿，瘦人多因血虚，大率痰热所作。
今列数方于下，当察受病之原，选而用之。

秘传飞步丸　治诸风湿、瘫痪、痛风等证。服此药须忌
热物。

苍术八两　草乌不去皮尖。四两　川芎　白芷各二两　葱白连须
生姜各四两

上细切，作一处入罐内封固，罐口倒覆阴土地上，在春停
五日，夏三日，秋七日，冬十日，取出前剂晒干为细末，醋糊
丸如梧桐子大，每服十五丸，空心茶酒任下。宜避风，孕妇
勿服。

秘传乌药顺气散　此方得于河南王府，购费重价。

乌药　川芎　防风　桔梗　枳壳去穰，麸炒　白芷　羌活
僵蚕汤洗净，姜汁炒　当归酒洗　熟地黄酒洗　木瓜　白芍药　槟
榔　南木香　秦艽各一两　川独活　甘草各五钱

上细切，以生绢袋盛药，同无灰好酒二十五斤，入不津埕
内，春冬浸一月，秋二十日，夏十日，紧封埕口，浸满日，取
酒将吞捉虎丹，随量饮之。如饮过一半，再添酒，连绢袋煮，

熟饮之。须忌食猪肉，若妊娠妇不宜服捉虎丹。

秘传捉虎丹 治风寒暑湿脚气，无问远年近日，一切走注痛风，及中风左瘫右痪，筋脉拘急，麻痹不仁，手足不能屈伸，日夜作痛，叫呼不已。

麝香二钱半 京墨烧烟尽。一钱半 乳香 没药各七钱半 草乌去皮脐 五灵脂 地龙去土 木鳖子去壳油 白胶香各一两半 当归七钱半

上各为细末，再罗过和匀，用糯米糊为丸，如芡实大，临发时空心用前药酒送下一丸，或三丸；赶到脚面上，赤肿不散，再服一丸；赶至脚心，出黑汗乃除根。凡服，察病患上下饥饱服，俱用前药酒送下，自然汗出定痛为验；若中风不省人事、牙关紧闭、偏枯等证，研二丸，酒调下，一省为验。

秘传加味二妙丸 治两足湿痹疼痛，或如火燎，从足跗热起，渐至腰胯，或麻痹痿软，皆是湿为病。

苍术四两。米泔浸 黄柏二两。酒浸 川牛膝去芦 当归尾酒洗 川草薢 汉防己 龟板酥炙。各一两 虎骨一两。酥炙

上为细末，酒煮面糊为丸，梧桐子大，每服百丸，空心姜汤下。

秘传愈风丹 治一切风疾，偏正头风，半身不遂，常服调理，并治诸恶疮毒、赤白痢疾、痛风等证。

防风去芦 连翘 麻黄去节 黄连酒炒 黄柏酒炒。各半两 川芎 川归酒洗 赤芍药酒浸 薄荷叶 石膏 桔梗 何首乌 熟地黄 羌活 细辛此味辛，宜减半 甘菊花 天麻各一两 黄芩一两半 白术 荆芥穗各二钱半 山栀仁七钱半 滑石五两。另研 甘草炙。二两 僵蚕炒。半两 热甚加大黄、朴硝各一两

上为细末，炼蜜为丸如弹大，以朱砂金箔为衣，每服一丸，

细嚼，用茶清或酒送下。

秘传风藤造酒方

真风藤　金银花各七钱　当归　芍药男用白，女用赤　防风
白芷　何首乌　羌活　独活各半两

上为细末，用糯米一斗，蒸熟，将前药末并曲拌匀，如常酿酒法酒；或入瓶内煮熟，泥固瓶口，顿七日取用。每日分早、午、晚饮一盏，随量多寡为则，察病患饥饱服。

当归拈痛汤　见前集汤类。

阿魏万灵膏　见疮疡类。

目　病二十七

目病者，虽有七十二证之殊，然皆不过风热忧郁之所为，四气七情之所致也。治宜清热养血为当。

秘传当归地黄汤

当归　生地黄　川芎　赤芍药　甘菊花　草龙胆　防风
黄连　知母　柴胡　陈皮　甘草

上细切，用水二盏，芽茶一撮，灯心三茎，煎去渣，食后服。

秘传明目补下丸　此方得于京师，购费珍价。

人参三钱半　川楝子酒煮，去核　远志去心。各一两半　川巴戟去心　菟丝子酒浸　麦门冬各一两　白术　白茯苓去皮　赤芍药酒浸　青盐　破故纸炒　小茴香　胡芦巴　肉苁蓉酒浸　黄芪　甘草炙　枸杞子　砂仁炒　黄柏盐酒炒　知母去毛皮，盐酒炒　山药炒　熟地黄酒洗　五味子　莲肉去心。各五钱　车前子二钱半

上为细末，酒煮糯米糊为丸，如梧桐子大，每服八九十丸，空心，用盐汤送下。

秘传开明银海丹　治一切风热上壅、两目赤肿涩痛、风弦烂眼及内外翳障等证。

白炉甘石一两，以炭火煅三炷香候，先以黄连半两，煎浓汁，滤去渣，淬七次，细研　辰砂一钱　硼①砂二钱　轻粉五分　片脑三分，多至五分　麝香一分

若赤眼肿痛，加乳香、没药各五分；若内外翳障，加珍珠五分，鸭嘴胆矾、熊胆各二分；若烂弦风眼，加铜青飞丹各五分。或以诸药总合为一，治诸般眼疾。

上各研为极细末，一处和匀，再研一二日无声，银瓶盛贮，蜜蜡封口，勿令泄气，点眼极妙。因调西江月以诵扬之：

体具全凭，银海百年，惟喜光明，苟因失慎致盲昏，或是风疼翳钉。传得真方秘诀，岂同售药虚名，略将簪杪点眸睛，立效浑如响应。

秘传点眼光明丹

黄连半斤，煎汁滤净　炉甘石一斤，用紫罐盛，煅三炷香时②，即③入黄连汁内，七浸七暴，随时听用　炉甘石一两。制过　麝香　硼砂各一分　片脑二分　枯白矾半分　若风眼，加五倍子火煅存性一分

上为极细末，用骨簪杪沾水蘸药点眼内。

咽　喉二十八

咽喉者，虽有喉痹、喉痛、喉风、单蛾、双蛾、重舌、木舌之不同，然皆风热所生也，亦皆相火之所冲逆耳。经曰：一水不胜二火。火者痰之本，痰者火之标，火性急速，故病发暴

---

① 硼：原作"鹏"，据《珍本医书集成》本改。下同。
② 时：原无，据天启本补。
③ 即：原作"硕"，据天启本改。

悍，而喉热证作矣。间有腑寒喉缩，状如物梗，痛痒多涎者；亦有七情郁结，咽中有物如梅核，吞吐不得者，须各究其源治之。

秘传清咽散　治咽痛并口舌生疮。

荆芥　薄荷　防风　桔梗　山栀　玄参　大力子　生甘草　连翘　片芩　若热甚，加僵①蚕　犀角

上细切，用水二盏，煎一盏，去渣服。

凉膈散　治咽痛，退六经热极妙方见前集散类。

秘传梨汁饮　治喉痹及喉中热痛、口舌生疮等证，极妙。

用好消梨杵汁，频频饮之，若患者能自嚼咽下亦可。多食妙，大解热毒。惟金疮、产妇及诸脱血证勿食，其余一应痈疽发背等证，多食极妙。

秘传洞关散　治喉痛等证。

珍珠五分　牛黄　片脑　麝香各三分　朱砂一钱

上研为细末，用少许吹入喉中立已。

四七汤加桔梗枳实　治七情所致咽痛者方见前集汤类。

秘传加味二陈汤　治七情郁结咽中，如梅核吞吐不得者。方见梅核气类。

凡治诸骨鲠喉，宜研萱草根，顺流水吞下；若鱼骨鲠喉者，宜食橄榄即下。或用其核为末，顺流水下；若兽骨鲠喉者，磨象牙水咽下。

秘传蒲黄散　治舌肿大塞口，不通饮食者。

用蒲黄一味真者罗净，频刷舌上，其肿自退；若能咽药，即以黄连一味煎厚汁，细细呷之，以泻心经之火则愈。

① 僵：原作“姜”，据天启本改。下同。

齿 病二十九

齿病者，肾之标，系于手足阳明，乃胃与大肠之脉贯络也。有肾元虚者，治宜滋阴补肾；有胃中有火者，治宜安胃泻火；有风痰上攻者，治宜祛风导痰；有虫蚀者，治宜擦牙诛虫。故其疼不一，治者须究其源以疗之。

秘传宁口散　治牙疼牙疳、口舌生疮、咽喉肿痛等证。

青黛二钱　硼砂一钱　孩儿茶　薄荷叶各五分　片脑二分

上为细末，以笔尖醮药点患处。咽疼用芦管吹入。一方加蒲黄、朴硝、生甘草各等分，片脑少许，治口内诸病。

秘传愈刚散　治风虫牙疼。

白芷　光乌　威灵仙　真川椒

上为细末，擦疼处立已。须先用防风、荆芥、芫花、苍耳子、白蒺藜、真川椒、小麦各等分，水二盏煎，去渣含漱，疼处再擦尤捷。

秘传加味凉膈散　治胃有实热齿疼者。方见前集散类。

本方用大黄酒蒸为君，加知母、石膏、升麻为佐，水煎徐服。

秘传神应散　治牙疳神效。

虾蟆一只小者，背绿眼光者是　明矾二钱　小红枣二枚，去核

上共捣成膏作一丸，火煅存性，为细末，笔尖醮药点患处。

秘传乌须万应散　擦牙自坚，须自黑，其他亦自得也。

用没石子四钱　破故纸　细辛　熟地黄酒洗。各一两半　青盐地骨皮各①二两

---

①　各：原无，据天启本补。

上为末，每用一钱许，空心擦牙咽下。

血 证三十

血证者，脉多芤而微细者可治，芤而滑大者难治。其证大概有二，有血热郁血溢，有气郁血溢。然见血，又有上中下三部之分，衄、唾、呕吐为上部，皆火载血上，错经妄行；血结胸中为中部；膀胱畜血及溺血为下部。其间不出风热壅遏，忧思郁结而然。是以从肺而上溢于鼻者曰衄血，从胃而上溢于口者曰呕血。夫所谓咯血唾血者，出于肾也；咳血嗽血者，出于肺也；又有痰带血丝出者，或从肾，或从肺来也。其血出于小便者，曰溺血，曰血淋；出于大便者，曰肠风痔血。治法当求其本。

秘传加减八味汤　治衄、唾、呕吐血。

当归　生地黄　赤芍药　阿胶珠　牡丹皮　黄连　黄芩　山栀　人参　甘草　犀角　京墨

上细切，用水二盏，茅根一握捣烂，枣二枚煎，去渣磨京墨、犀角调服；若痰中带血者，加知母；若血疙瘩者，加红花、桃仁、炒干姜；若凡人暴吐紫血一二碗，无事，吐出为佳，与前药治之；若后见脉大身热，必难治矣。

秘传加减芩连四物汤　治大小便血。

黄芩　黄连　当归　生地黄　白芍药　山栀　陈皮　白术　人参　甘草

上细切，用水二盏，生姜三片，枣一枚，煎去渣温服。若溺血者，加黄柏、知母、滑石；若下血及肠风脏毒者，加黄柏、子芩、槐角、阿胶、防风、荆芥。

秘传发灰丸　治溺血。

头发不拘多少，烧存性，用壮年无病者佳

上为细末，别用新采侧柏叶捣汁，调糯米粉打糊为丸，如梧桐子大，每服五十丸，空心白汤下，或煎四物汤送下。

秘传竹叶灰丸 治下血。

箪竹叶不拘多少，烧存性

上为细末，用米糊丸，如梧桐子大，每服七八十丸，空心米饮送下。

一方以鹅卵壳为末，米饮下一匕。

一方以干柿饼烧存性为末，用清米饮调下二三钱立已。

灸法治下血无度，灸脊中对脐一穴，永不再发。

秘传治肠风下血丸

干柿饼烧存性　酒瓶箬包酒过二三年者，烧存性　乌梅肉烧存性。各二两净　百药煎一两，如无，以五倍子炙焦黄代之　槐花炒焦黑　枳壳麸炒黄　槟榔各半两

上为细末，醋糊丸如梧桐子大，每服七、八十丸，醋汤下。

汗　证三十一

汗证者，有二本之殊。其自汗者，无时而濈濈然出，动则为甚，属阳虚，胃气之所司也，治宜补阳调卫为当；其盗汗者，寐中而通身如浴，觉来方知，属阴虚，荣血之所主也，治宜补阴降火为要。医者宜详辨而推治之。

秘传加味四君子汤 治自汗者。

人参　白术　茯苓　甘草川归　生地黄　黄柏　黄连　黄芪　桂枝少许　大枣一枚

上细切，用水二盏，浮小麦一撮，煎一盏，去渣服。

秘传加味四物汤 治盗汗。

当归　川芎　熟地黄　生地黄　白芍药　人参　白术　黄
芪　黄柏　知母

上细切，用水二盏，枣一枚，浮小麦一撮，煎服。

心跳惊悸三十二

心跳者，属血少，如鱼无水也，治宜补血；心惊者，心下
悸动，有水饮，如人将捉捕也。

秘传加味四物汤 治心跳。

当归　川芎　熟地黄　白芍药　人参　甘草　远志　茯神
山栀

上细切，用水二盏，煎一盏去渣服。

秘传加味四物汤 治心惊。

当归　川芎　熟地黄　白芍药　人参　甘草　白术　猪苓
泽泻

上细切，用水二盏，煎一盏，去渣服。

秘传金箔镇心丸 治忧愁思虑伤心，令人惕然心跳动，惊
悸不安等证。

川归身酒洗　生地黄酒洗　远志去心　茯神各五钱　石菖蒲九
节者　黄连各二钱半　牛黄一钱，另研　辰砂二钱，另研　金箔十五片

上以前六味研细，入牛黄、辰砂二味末子，猪心血丸，如
黍米大，金箔为衣，每服五十丸，煎猪心汤送下。

消　渴三十三

消渴者，多因快欲恣情，服食丹石，耽酗醇酒，甘嗜炙爆，
遂使相火燔炽，真水耗竭而成。是故患者心脉多浮，肾脉多弱，

治法当以泻火润燥、清心滋肾为先。须分上中下三焦为治，若热在上焦，舌赤唇红，烦躁引饮；若热畜中焦，消谷易饥，引饮倍常，大便硬，小便数；若热伏下焦，阴强失精，精竭引水，小便如膏是也。

秘传黄连地黄汤

黄连　生地黄　天花粉　五味子　川归　人参　干葛　白茯苓　麦门冬　甘草

上细切，加生姜一片，枣二枚，竹叶十片，水二盏，煎去渣温服。若上焦渴者，加桔梗、山栀；若中焦渴者，加黄芩；若头眩、渴不止者，加石膏；若下焦渴者，加黄柏、知母；若作丸剂，加薄荷炼蜜为丸，如弹大嚼化。

便浊遗精三十四

便浊遗精者，皆由思虑过伤，色欲不节，心肾虚劳，水火不交之所致。治法当以清心肾为先，补阴降火为要。其因梦与鬼交而泄，谓之梦遗；若不因梦交，或随溲溺而出，谓之精滑。

秘传补阴汤　治便浊遗精并女人白带。

黄柏　知母　当归　熟地黄　人参　白术　白芍药　山栀仁　黄芪　莲肉　陈皮　白茯苓

上细切，用水二盏，姜一片，枣二枚，煎一盏，去渣服。若作丸剂，加樗根白皮为细末，炼蜜丸，如梧桐子大，每服五七十丸，空心淡盐汤送下。

淋　闭三十五

淋者其名有五，本属于热。经云：清阳出上窍，浊阴出下窍。故清阳不升，则浊阴不降而成淋闭之患矣。先儒以滴水器上下窍譬之甚当。盖淋者欲通不通，不通忽通者，是宜除其热，泄其闭塞，清肃肺金，以滋膀胱肾水之下元。此治淋之正法也。

秘传通塞散　治小便淋闭，茎中作痛。

石苇去毛　滑石　瞿麦　萹蓄　冬葵子　木通　王不留行　地肤草各等分

上为细末，每服三钱，白汤调下。

清心莲子饮　治上盛下虚，烦渴，小便赤涩成淋。

黄芪　石莲肉　白茯苓　人参　黄芩　炙甘草　地骨皮　麦门冬　车前子

上细切，用水二盏，煎一盏，去渣服。若发热，加柴胡、薄荷。

导赤散　治小便淋闭赤涩。

六一散　治小便淋闭赤涩不通。

五淋散　治小便热痛如沃汤并见前集散类。

秘传木通汤　治孕妇转胞并男子小便不通。

冬葵子半两　山栀子半两，炒研　木通三钱　滑石半两，研

上细切作一服，用水一盏半，煎八分温服。外以冬葵子、滑石、栀子为末，田螺肉和捣成膏，或用生葱汁调，贴脐中立通。

秘传治血淋方

侧柏叶　藕节　车前草各等分

上以三味同捣，取自然汁调六一散三钱服之。

秘传发灰丸　治溺血方见血证类。

秘　结三十六

秘结者，或因房劳过度，饮食失节，恣饮酒浆，过食辛热，

其间种种不同，固难一类而推，慎勿以巴豆、牵牛等峻剂攻下，虽暂通快，必致再结愈甚。治者须知西北人以开结为主，东南人以润燥为要，姑撮其略，以俟详究。

加减润肠丸

木香导滞丸

备急大黄丸 见内伤类。

蜜导法

用蜜一合，微火炼，不住手搅，勿令焦，滴水成珠为度，下皂角末，再搅，捻作锐子，如小指大，纳入谷道即通。

吹油法

用香油令侍婢口含，以小竹筒一个，套入肛门，以油吹入肛内，须臾即通。一方以牙皂荚为末，投炭火上，置桶中，令患者坐，熏入肛内即通。

黄 疸三十七

黄疸者，皆因湿热郁积于脾胃之中，其症有五，丹溪云不必分五，同是湿热，湿在上宜发汗，湿在下宜利小便，或二法并用，使上下分消其湿。学者详之。

引方茵陈四苓散 治诸疸。

茵陈 茯苓 泽泻 猪苓 白术各等分

上细切，用水二盏，灯芯一团，煎一盏，去渣不拘时服。

秘传退金丸 治黄肿绝妙之剂，须煎胃苓汤送下。

苍术米泔浸 白术各二两半 甘草炙。半两 厚朴姜汁炒。一两 陈皮去白 神曲炒黄 麦蘖面炒。各两半 针砂醋炒红色 香附童便浸。各六两 若有块，加三棱醋煮 莪术醋煮各两半

上为细末，面糊为丸如梧桐子大，每服五六十丸，姜、盐

汤下。忌鱼腥、湿面、生冷、水果等物。

秘传茵陈散 治黄疸通用。

大田螺一个，连壳　山栀子七个，研　韭菜根七个　茵陈真者，一大撮

上共捣烂，以滚白酒大盏投之，搅匀，去渣顿服，其黄立退。

秘传灸法 取至阳穴，灸之妙至阳穴在脊中第七椎节下。

痔　漏三十八

痔漏者，皆肠胃蕴热而成。丹溪云：专以凉血为主。其理治本固当。常见人服凉血内剂，未获全效。切不宜用腐肉药取痔，多致殒命。今得试验一法，具列于后。

秘传隔矾灸法 治痔漏神效此方购费珍价。

皂矾一斤，用瓦一片，两头用泥作一堨，再用香油刷，瓦上焙干，再着皂矾置瓦上，煅枯，去砂为末　川山甲一钱，入紫罐内，煅存性，取出为末　木鳖子如前法去壳，火煅，二钱半，净为末　乳香　没药各钱半，为末，临灸时加入

上件共和匀一处，以冷水调，量疮大小，作饼子贴疮上，用艾炷灸三四壮。灸毕，就用熏洗药，先熏后洗，日六度。三五日，如前法灸妙，以瘥为节。

秘传熏洗方 前法灸毕，以此方熏洗此方购费珍价。

皂矾制法如前，为末，约手规二把　知母四两，焙干为末，取一两净　贝母四两，为末，取一两净　葱七茎

上件先将葱用水煎三四沸，倾入瓶内，再入前药，令患者坐于瓶口熏之，待水温，倾一半，洗疮处，留一半，俟再灸，复热熏洗，以瘥为度。

秘传涤风散 治痔漏及一切疯证。此方购费珍价。

川乌 草乌并火炮，去皮尖 苍术米泔浸，各四两 人参 白茯苓各三钱 两头尖二钱 僵蚕七钱。用纸隔炒 甘草炙。三两 白花蛇酒浸三日，弃酒，火炙，去皮骨 石斛酒浸。各一两 川芎 白芷 细辛 当归酒洗 防风 麻黄 荆芥 全蝎瓦上焙干 何首乌米泔浸，忌铁器 天麻 藁本各五钱

上为细末，每服三分或五分，临卧酒调下，辄服同前。若不用酒者，茶清调服。忌多饮酒，并一切热物。

秘传熏洗方 治痔漏神效。

黄连 黄柏 苍术 荆芥 枳壳 防风 苦参 玄明粉各等分

上细切，加过冬藤一握，水四五碗煎，至桶中，先熏后洗。

疮 疡三十九

疮疡者，有在表在里之不同。在表者，其脉浮洪，焮肿在外，治法当先内托，使邪毒外散，如千金托里散、败毒散之类是也；在里者，其脉沉实，发热烦躁，当先内疏，如瓜蒌散、连翘散、内疏黄连汤之类是也；若外无焮恶之气，内已脏腑宣通，此为内外之中，当和其荣卫，如十宣散、复煎散之类是也。

秘传一捷法。治发背、痈疽、疔肿、瘰疬、便毒等疮，初起十日内，焮赤肿痛，宜发散，先服羌活保生汤，外用围药解和散，次服一味妙济饮，或荣卫返魂汤。如虚弱人，宜复煎散，当自消退。如日久将脓者，服妙济饮不消，服真人活命汤，入败毒散和服，追脓从大便出；如脓已成将溃者，用三棱针刺破，入拔毒药线，次日脓满放出，再换内入，脓尽洗去围药，用千捶膏贴，护风拔毒收口；如脓已溃，日久臭腐，未肯收敛者，

用除旧布新之法。俗人用刀割去腐肉伤人，只用拔毒丹末药津调傅①疮口，外用乌金纸粘封，自然腐化矣。须先用川椒汤或厚茶洗净，然后傅药，外用围药涂之。再洗，如前围傅，待脓尽腐去，方用生肌散外掺，内服十全大补汤。

秘传羌活保生汤

羌活　独活　防风　荆芥　连翘　黄连　白芷　柴胡　木通　陈皮　桔梗　甘草

上细切，用水酒各一盏，煎至一盏，去渣，察病上下服。

秘传真人活命汤

当归尾二钱　川山甲炒　金银花　皂角刺　陈皮各二钱半防风　贝母　白芷各一钱半　甘草　乳香各五分，另研　没药一钱，另研

上细切，用水、酒各一盏，煎去渣，入乳香、没药和服，得微汗良。

秘传败毒散

川山甲火煅存性，或炒，一两　白芷五钱，半生半炒　川大黄五钱。半生半煨

一方有败龟板酒炙，一两

上为细末，每服三钱，酒下，重者煎真人活命汤调下。觉腹中作疼，则脓毒从大便出矣。

秘传妙济饮　治便毒小疮疖，只服此一味，将渣罨疮上，其肿即消。

一枝箭水洗去土用，出贵州，考本草不载

上用生白酒煎服，得微汗为佳。

---

① 傅：通"敷"。分布，涂。《后汉书·华佗传》："傅以神膏。"下同。

秘传围药解和散　如肿毒初起，围傅即消。

芙蓉叶　野菊根　蒲黄　黄连　黄芩黄柏　连翘　白芨

白蔹　白芷　乳香　没药　雄黄　孩儿茶　甘草　蛇含石煅，醋

淬赤石脂　大黄　磁石煅，醋淬

上为末，用鸡子清调傅其疮四围肿处。如干，以鸡子清常
润。如肿毒重大，加荜拨、水槿叶。

秘传拔毒丹

白矾三钱　雄黄　硼砂　辰砂各三分　雌黄　血竭　硇①砂各

五分　牛黄　乳香　没药各二分　砒霜一分炼　斑蝥②三个，去翅足

巴豆三粒，去油

上件除白矾各为细末，先将白矾用铁铫熔化后，将前药末
掺矾上，候烟尽取起，置土地上出火毒，再研极细末，入麝香
半分，蟾酥一分，轻粉半分，再共研和匀，用竹筒收贮，每用
旋取少许，以糯米饭捣成药线，如粗布针大，焙干。如脓已成
者，无眼，用三棱针刺破，将药线徐徐纳入，深至痛止，外用
乌金纸剪如钱大，津粘毒上，封住，其脓自化；如已溃烂臭腐
眼大者，只以末药津调，傅疮内外，亦用乌金纸粘封。每用此
法，须用围药护卫好肉。

秘传千槌③膏

蓖麻子去壳。一两　松香嫩者。五钱　乳香一钱

上用铁捶，于石上捣千下成膏，傅毒上，外用纸盖之。如
小疖毒，只消此贴，初起即散，有脓即出，不疼。

---

① 硇：原作“碙”，古与“硇”同。
② 斑蝥：原作“班猫”，据《珍本医书集成》本改。下同。
③ 槌（chuí 锤）：古与“捶”通。

秘传生肌散

孩儿茶　赤石脂　黄连　黄柏　松香

上为细末，先将疮口洗净，干掺疮上。

秘传返魂汤　此药顺气调血，扶植胃本。

何首乌勿犯铁　川归　木通　赤芍药炒　白芷不见火　茴香炒
乌药炒　甘草　枳壳麸炒，如恶心，姜汁炒

上细切，各等分，每服四钱，用水酒各一盏煎，去渣服。
如血气盛者，减当归；如毒在上，及老人、虚弱人，减木通；
如流注，加独活；如生痰有二证，胃寒生痰加半夏，热郁成风
痰加桔梗。如有泻者不用此方，宜用蜡矾丸米饮下三十丸，泻
止再用此方。

神仙蜡矾丸　治一切痈毒、肠痈，内托之剂，神妙。

黄蜡七钱　白矾一两，研细

上将黄蜡熔化，和矾为丸，如梧桐子大，每服二十丸，渐
加至三十丸，食远用白汤送下。

千金托里散　治背疽并诸恶疮，如三日以内未针灸及利大
便者，则可消矣。

羌活一钱半　防风身酒洗　防风梢各五分　藁本一钱半　川归
身酒洗，三钱　川归梢五分　连翘　酒黄芩各三钱　生黄芩　人参
炙甘草各一钱半　生甘草　陈皮　苏木　五味子　酒黄柏　酒防
已各五分　桔梗　山栀　酒生地　酒黄连各一钱　酒大黄三钱　木
猪苓一钱半　麦门冬二钱

上细切，分作二服，每服用水三大盏，浸半日，煎至一盏，
稍热服，后一服如前，并渣再煎服，忌冷水。此方如觉有病，
即便忙服，无不效者。若疮势已发，三四日或成脓者，则不
消矣。

托里散　治一切恶疮、发背、疔疮、便毒始发，脉洪数弦实，肿甚将作脓者，三服消尽。

大黄　牡蛎　天花粉　皂角刺　朴硝便不秘者减去　连翘各六分　金银花　当归各二钱　赤芍药　黄芩各四分

上细切，作一服，水、酒各一盏，煎至一盏四分，服。

内托复煎散　托里健胃。

地骨皮　黄芩　茯苓　芍药　人参　黄芪　白术　桂心甘草　防己　当归各半两　防风一两　苍术半斤

上细切，先以苍术用水五升，煎至三升，去术，入前十二味再煎，至三四盏，取清汁作三四次，终日饮之。又煎苍术渣如前法，入诸药渣，煎服。

托里十补散　治疮肿托里，未成者速散，已成者速溃。其脉缓涩，或弦紧细者，身倦恶寒者，宜用之。

人参　当归　黄芪各二钱　厚朴　川芎　桔梗　防风　桂心白芷　甘草各一钱

上细切，作一服，用水二盏，煎至一盏，去渣食远服。

秘传平毒散　治痈肿初起。

取新掘天门冬三五两，洗净，入砂盆内捣细，以好酒投之，去渣顿服。

未效再投，一二服必愈。

防风通圣散　治疮疡通用见前集散类。

十全大补汤　治疮疡已溃，气血两虚者。

败毒散　并见前集。

秘传阿魏万灵膏　治发背、瘰疬、疔肿，一切恶疮、瘫痪、痛风、脚气等证。

防风　荆芥　白芷　当归　黄连黄柏　连翘　蛇蜕　蜂房

白蔹　苍耳草　接骨草羌活　山栀　大枫子　金银花　甘草　细辛　紫河车　何首乌　黑丑　桔梗　牡丹皮　车前子　苦参　白芨　草麻子　大黄各二两　川山甲四十片　江子肉八钱　望见消二钱　木鳖子四十个　虾蟆一只　柴胡　全蝎　半夏　升麻　南星　玄参　天花粉　川乌　牛膝　黄芪　两头尖　独活　斑蝥　地榆　五灵脂　槐角　苍术　藁本　赤茯苓　桃仁　三棱　莪术　小茴香　青木香　嫩松节各一两　威灵仙　天麻　藕节　薄荷　贝母　丹参　生地黄　乌药各一两半　血余三钱，后入　八角风叶下红各四两　槐枝　柳枝各六两　黄丹八两。水飞过，炒紫色

上细切，用水八碗，浸一日，煎稍干，下真麻油十六斤，同煎至川山甲等药如炭黑，滤去渣，入血余煎无形影，滴水中不散，入黄丹，徐徐顺搅，煎至滴水成珠，再入后项药：

蜈蚣二条　乌蛇去骨。四两　川乌　草乌　附子　白附子各一两　五加皮　紫荆皮各二两

上共为细末，入膏内，频频顺搅匀，退火入后项药：

沉香　雄黄各两半　南木香　血竭　轻粉　赤石脂　龙骨各二两　乳香　没药各四两　麝香五钱　阿魏一两。用水另洋化再入膏内

上为细末，入膏内，顺搅匀，出火毒，磁器收贮，每用油纸摊贴，须留顶以出其毒。

疗肿方法

灸法，以大蒜捣烂成膏，涂肿四围，留露肿顶，以艾炷灸之，以爆为度。如不爆，稍难愈，宜多灸百余壮，无不愈者。

秘传妙方　治食灾牛马肉成疗肿欲死者。

以柏油木叶捣烂，绞取真汁一二碗，顿服，得大泻毒气乃愈。如冬月无叶，取嫩根研水，服之一二次，以利为度。

杨梅疮方法

杨梅疮，或名绵花疮，盖因疮之形相似耳。先年惟南广有此，近年以来，处处颇多，世俗多用厉风药治之，其得理也。每见庸医求取速效，辄以轻粉、丹、麝等药大剂投之。然其所感有浅深，资禀有壮怯。其壮受毒气之浅者，幸得平愈；其怯弱之人，因而变生坏证。又有不知禁戒者，变成疠疯。亦有用轻粉太多，兼以麝香透入骨节，遂成风块，经年痛痹，脓烂可畏。然非轻粉不能取效，但不可多，量人虚实用之。

秘传加味醉仙散

葫麻子　牛蒡①子　蔓荆子　枸杞子四味各炒紫色　白蒺藜
苦参　瓜蒌根　防风　当归　川芎　芍药　羌活　何首乌　白
芷　僵蚕炒　荆芥　连翘　黄芩　山栀　皂角刺　玄参　甘草
芙蓉叶　威灵仙各一两

上为细末，用米糊丸，如梧桐子大，每服七十丸，茶清送下。

如有实热疮盛者，加轻粉二钱。如作煎剂亦可。如过服轻粉，成风痹疙瘩者，用山黄牛一味煎汤频服。

秘传遗粮汤　治杨梅疮、风漏、筋骨疼痛。

山黄牛三两二钱　五加皮　白藓皮　防风　木瓜　荆芥穗
白芷　当归酒洗。各一钱半　白芍药炒　生地黄酒洗　地骨皮　川
牛膝酒洗　黄连　甘草　槐花炒　川芎　威灵仙　寻风藤　白茯
苓各一钱　杜仲二钱。姜汁炒断丝　皂角子三粒。捣碎　白丑三粒。捣碎

上细切，作一服，用水一盏半，酒半盏，煎至一盏，察病患上下、饥饱服，渣滓再煎服。一日一剂，服至三五剂，其疮

---

①　蒡：原作"旁"，据《珍本医书集成》本改。

愈肿，勿惧畏，然托出毒气故也。若轻者，服十剂而瘥；重者，服二十剂全愈。每剂服过，渣滓日干煎水，常时浴洗患处。切忌房事、生冷、茶清、煎炒、母鸡、鹅、羊、猪首、蹄肉、鱼、虾动风之物，无不效者。

秘传除厉散 治杨梅疮傅药。

陈老鳖甲火煅，一钱　轻粉二钱　杏仁三十个，去皮尖

上为细末，用猪胆调傅神效。

一方用轻粉一钱，胆矾八分，为细末，挝①破傅之，其效如神。

秘传涤风散 治杨梅疮、风漏，一切风症。此方购费珍价见痔漏类。

秘传熏洗方

用防风　荆芥　川芎　白芷　连翘　苍术　黄芩　艾叶何首乌　皂角刺　白藓皮　地榆　威灵仙　金银花　苍耳草

上细切，各等分，用水五升煎，乘热先熏后洗。

秘传灸法 治杨梅疮初起那一个的，灸三、五壮后，不再发。

疳疮方法

秘传平秽散 治下疳疮，又名妒精疮。宜禁房事。临卧含水一口，免兴阳，则不痛。

瓦垄子火煅　五倍子炒　孩儿茶各一钱　片脑二分

上为细末，先以防风、荆芥、乌药、地榆、苦参各等分，用水五升煎，入小瓶内，将玉茎纳入熏洗，后傅药②疮上立瘥。

---

① 挝（zhuā 抓）：击；打。《后汉书·独行传·温序》："序素有气力，大怒，叱宇等曰：'虏何敢迫胁汉将！'因以节挝杀数人。"

② 药：原无，据《珍本医书集成》本补。

癣疮方法

秘传息搔散　治虫癣。

　　生白矾一两　硫黄五钱　槟榔一个

　　上为细末，取羊蹄根捣真汁，和生蜜少许，调如粥厚。先以川山甲抓破患处傅之，如疮过一运立效。

秘传宁痒散　治风虫顽癣。

　　川槿皮一两　红娘子　青娘子各七个　斑蝥三个去翅　贝母五钱　槟榔二个

　　上细切，用水浸，露三日夜，擂碎，先以川山甲挝破，用鹅翎搽之立已。

疥疮方法

秘传靖肤散

　　大枫子四十九枚　枯白矾　真川椒　蛇床子　水银各三钱　樟脑五钱

　　上各为细末，入水银，共再研匀，用柏油调傅。

　　一方用荞麦面一两炒，黄硫黄一钱，另研细，用柏油烛调傅，皆有奇效。

秘传一擦光　治疥疮，及妇人阴蚀疮、漆疮、天火丹诸恶疮毒，神效。

　　蛇床子　苦参　芜荑各一两　雄黄　大枫子去壳　川椒各半两　硫黄　轻粉　樟脑各二钱　枯矾一两二钱

　　上各为细末，用生猪油调匀傅之。

秘传愈疥散　治疥疮并小儿癞头。

　　牛皮岸即熏牛皮烟岸也，如无，以香炉岸代　蛇床子　硫黄　黄柏　黄丹各一两　雄黄　大枫子去壳　川椒各半两　枯矾二两　轻

粉二钱

上各为①细末，以生猪油调匀傅之。

臁疮方法

秘传碧云膏　治臁疮神效。

真麻油四两　黄蜡三两半　铜青三钱　轻粉三分　古铜钱三文
鲜桃柳枝各七枝

上于五月五日制。先以香油煎三五沸，入蜡并钱，煎至浡②落，入铜青，以桃柳枝不住手搅，煎至滴水成珠，入轻粉再煎一沸，以纸滤去渣，用瓷碗盛贮待冻，扫净土地，覆地上一宿，出火毒。每用量疮大小，捻作薄饼，摊置毡上，贴患处，外以绢帛系定，过三日打开，转贴毡一面，再贴三日换药，后贴如前。

汤火疮方法

神效当归膏　治汤火伤，此方敛疮口、生肌肉、拔热毒、止疼痛。

当归细切　黄蜡各一两　麻油四两

上先将当归入油煎焦黑去滓，次入蜡，急搅放冷，以瓷碗盛，出火毒，用时以故帛摊贴。

一方用白蜡。凡初伤，必用盐罨护，肉坏后傅药则易愈。

秘传愈燋群方　治汤火疮。

用黄蜀葵花浸油内，以油傅患处，或晒干研末，油调傅之。

一方用蓖麻子肉研烂，入蛤粉等分，如干，再入香油少许调傅。

---

① 为：原无，据《珍本医书集成》本补。

② 浡（bó　伯）：兴起貌；涌出。

一方用定粉①研细，入猪脂调傅。

一方用绿豆粉、轻粉少许，槐树皮去粗皮，焙干，为细末，香油调傅，湿则干掺。

一方用荞麦面炒黄，以井花水调傅。

腮毒方法

秘传地黄膏　治嘴腮肿毒，或疮疖，或好食煎煿之物生肿毒，皆宜服之。

生地黄二斤　麦门冬半斤　败龟板半斤，酥炙，另研为末

上为细切，用水一斗，煎至五升，滤去渣滓，再煎如稠饴，下龟板末，顺搅煎，滴水中不散为度。以瓷罐盛贮，埋地下三日，出火毒取出，不时白汤调服，酒调亦可。

金疮方法

秘传桃花散　治刀刃伤破，及竹木刺皮出血用之，止血生肌。

川归　赤石脂　血竭　乳香　没药　滑石　炉甘石煅　或加何首乌

上各等分为细末，掺伤处，初伤者加龙骨少许，久者加片②脑少许。

正铁箍散　兼治诸般恶疮。

贝母去心，五两　白芷二两　龙骨二钱　苍耳草烧存性，醋拌。二两

上为细末，用水调，或香油调傅，湿则干掺。

一方治跌扑一时无药，急取褥中扳枝花贴患处尤妙。

---

① 定粉：即铅粉。
② 片：原无，据天启本补。

乳痈方法

秘传速效方　治女人内外吹奶①。

鸭儿花根叶稍长而圆、有刺者是，取根一握，去皮骨　葱白连根叶，
三茎

上细切，入川椒九粒共捣，以好生酒或醇酒一盏，煎至八
分，去渣温服，宜少卧出微汗立瘥；渣滓加盐少许，傅患处
亦妙。

若肿已成不消，用疗肿灸法，灸三五壮，再服前剂尤捷。

秘传羌活保生汤

秘传阿魏万灵膏　并见疮疡类。

妇人不孕四十

妇人不孕者，多因经水失期，或多寡不匀。若气虚宜补气，
血虚宜补血。若肥盛不受胎者，宜行湿燥痰，使经水匀行，依
期男子交会，不相愆候，鲜有不孕者矣。

秘传种子方

诀云：俟女人天癸净后，男女各寝，男子日服四物汤一帖，
以补血之不足，女人日服四君子汤一帖，以补气之不足，服至
三十日三十帖止，再俟天癸净乃同寝。感时偏任左体力，施精
亦要偏注其左。盖子宫有二穴，左穴受之成男，右穴受之成女
故也。既受精后，令女人侧左体，曲左足而卧，良久不拘。直
隶无锡县一谈姓老人无子，晚得此方，一岁生三子，今皆总

---

① 吹奶：即乳痈。

角①矣。极验极验！受此方者，冀当遍传以广斯道也。

又诀云：三十时中两日半，二十八九君须算。落红满地是佳期，金水过时空霍乱。霍乱之后枉费工，树头树底觅残红。但解开花能结子，何愁丹桂不成丛。此盖妇人月经方绝，金水才生，此时子宫正开，乃受精结胎之候，妙合太和之时，过此佳期，则子宫闭而不受胎矣。然男女之分，各有要妙存焉。如月候方经一日三日五日交会者成男，二日四日六日交会者成女，过此则不孕矣。

又云：阴血先至，阳精后冲，纵气来乘，血开裹精，阴外阳内，则成坎卦之象而为男。若阳精先入，阴血后参，横气来助，精开裹血，阴内阳外，则成离卦之象而为女。若胎成三月之内，男女未分之时，亦有转女为男之术。其法以铁斧一柄，置于孕妇床席之下，勿令人见知。更佩雄黄一二两于孕妇身左，或佩萱花亦可。以上三法皆验，不可轻忽。传曰：不孝有三，无后为大。古诗云：无官一身轻，有子万事足。诚哉是言也。无嗣者，宜深思之无怠。

调经散　治经水不调，或前或后，或多或少，或逾月不至，或一月两来，皆可服。

当归酒洗，钱半　麦门冬二钱　吴茱萸择去闭口者，泡七次，焙干　肉桂各五分　人参　半夏泡七次　白芍药　牡丹皮　川芎各一钱　阿胶珠　甘草炙。各七分半

上细切，用水二盏，姜三片，煎至一盏，去渣，空心稍热服。

---

①　总角：借指童年。古时儿童束发为两结，向上分开，形状如角，故称总角。

松厓医经

调经散　治月经过期不行宜服。

当归一钱半　川芎　桂心　甘草各五分　熟地黄　白芍药
香附子　莪术　苏木各一钱　木通八分　红花三分　桃仁二十个。
去皮尖研细

上细切，用水一盏半，煎至一盏，去渣，空心温服。

调经散　治月经先期而来宜服。

当归身钱半　生地黄　条芩　香附子各一钱　白芍药　黄连
姜汁炒。各八分　川芎　阿胶珠　艾叶　甘草黄柏　知母各五分

上细切，用水二盏，煎一盏，去渣，空心温服。

香附调经丸　治月经不调、血气刺痛、腹胁膨胀、头眩恶
心、崩漏带下，并皆治之。

香附子杵去皮毛，不拘多少，米醋浸一日夜，用砂锅煮令香熟，
水洗焙干

上为末，醋糊丸，梧桐子大，每服五十丸，淡醋汤下。

六味地黄丸　治妇人阴血不足、无子者，服之能致胎孕。
方见前集丸类。

妇人诸证琐琐，不及备录，医者宜参究先儒之论，按理先
儒之方则详矣。

胎　前四十一

胎前者，宜养血安胎，不可用热剂。盖血得热则行，得冷
则凝。夫胎凉则安，胎热则堕。理之必然，四物汤为当。

四物汤

当归　川芎　白芍药　熟地黄

上细切，用水二盏煎服。若妊娠下血不止，本方加艾叶三
十片，阿胶珠一钱，每服四钱，加乌梅肉少许煎，进三四服即

止。或以本方加阿胶珠、白术、条芩、砂仁、香附、糯米。

如恶阻，从痰而治，本方去地黄，加陈皮、半夏曲、砂仁、神曲、麦芽、藿香、白术、陈仓米，有热加姜汁炒芩、连、栀子。

如子烦，脉虚大无力，或怔忡手战，及时有微热，本方加人参、白术、黄芩、甘草、酸枣仁、远志、麦门冬、地骨皮。

如七八个月，面目及四肢浮肿，本方加茯苓、泽泻、白术、条芩、炒栀子、厚朴、麦门冬、甘草梢；或以本方加紫苏、桔梗、黄芩、大腹皮、枳实、滑石。如忽然口噤吐沫，不省人事，言语错乱，本方合二陈汤，加麦门冬、竹茹、远志、石菖蒲。如感冒风寒，头痛发热身痛，本方合小柴胡汤，加细辛、白芷、防风、羌活。

胎漏方法

固胎散　治胎漏下血。

条芩五钱　白术一两　砂仁炒　阿胶珠各三钱

上为细末，每服二钱，煎艾汤调下。

安胎饮　治孕成之后，觉胎气不安，或腹痛，或腰疼，或饮食不美，宜服。或至五六个月，常服数帖甚好。

用白术、川归、白芍药、熟地黄各一钱，人参、川芎、陈皮、条芩各半钱，紫苏、砂仁、甘草各三分，姜水煎服。

腹痛方法

独圣散　治胎前心腹诸痛、胎动不安，安胎止痛，行气故也。若非八九个月，不宜多服。

用砂仁不拘多少，去皮略炒，为细末，每服一匕，热酒或艾汤、米饮、盐汤皆可调服。如觉胎中热，即安矣。大抵妊妇不可缺此。

达生方法

引方达生散　治孕至八九个月内，服十数帖甚好，则易产，腹少疼痛。

大腹皮原本三钱，恐太多，今用一钱，用酒洗晒干，再用乌豆汁洗净，方可用，恐鸩毒害人　人参　陈皮　紫苏连梗叶。各五分　白芍药　白术　当归各一钱　甘草炙。二钱　黄杨脑七个，食少、胎痛勿用

上细切，用水二盏，葱五叶，煎一盏，去渣服。

春加川芎、防风，如夏加芩、连、五味子，秋加泽泻，冬加砂仁；或通加枳壳、砂仁；胎动不安，加金银三、五钱，野苎麻根一钱；气上逼心，加紫苏、地黄；性急加柴胡，多怒再加黄芩佐之；食少，加砂仁、神曲；渴加麦门冬、黄芩；能食倍加黄杨脑此物能瘦胎不长；有痰加半夏曲、黄芩；气虚倍加参、术；气实倍陈皮，加香附子；血虚倍当归，加地黄；形实倍紫苏；有热加黄芩；有食积加山楂；腹痛加木香。

养胎散　临月用之，能养胎元。

当归　川芎　黄芩　陈皮　白术　香附各一钱　白芷半钱　甘草二分

上细切，用水二盏，煎去渣，调六一散一钱服。若虚加人参七分。

催生方法

益母丸　治妇人胎前产后，及经中诸般奇病，并赤白带、恶露时下不止，无所不疗，乃妇人之仙药也。

益母草一名茺蔚子，紫花方梗是，五月采，阴干，八两，手折去根，勿犯铁器　川当归七钱　赤芍药六钱　南木香五钱

上为细末，炼蜜为丸如弹大，每服一丸，用童便好酒各半盏化开服。

若急用时，取益母草生者，连根捣烂去渣，再用童便、好酒和匀服。

若临产时服一丸，安魂定魄，破血止痛，养血脉，调经络，诸病不生；若胎前因跌扑触动胎气、漏胎下血等证，并产后诸疾悉见，济阴方加减，作汤化下。

芎归汤 治胎前因事跌仆，子死腹中，恶露妄下，疼痛不已，口噤欲绝一切等证，临产催生，胞衣不下。

当归酒洗，一两　川芎七钱　陈皮去白，五钱，惟催生用，胎前只用芎、归，勿用陈皮

上细切，用水二大盏，煎至一盏，入酒一盏，再煎顿时去渣服。

产　后四十二

产后者，须大补气血为主；或有杂证，不可用寒凉之剂。

秘传归参汤

当归　人参　川芎　白术　生地黄　陈皮　白茯苓　甘草炙

上细切，用水二盏，姜三片，枣一枚，煎去渣温服。若腹胀痛，发寒热者，是恶露未尽，去人参，加桃仁、红花、干姜、肉桂、五灵脂半生半炒；甚不已者，加熟附子一片。此谓阳有余而阴不足，故生内热，更加炒黑干姜引入肝分，理去旧血，致生新血也。

产后杂证方法

新产不可用芍药，以其酸寒能伐发生之气十日内忌之，故以黄芪四物汤为补虚之要药，以黄芪易芍药是也。若气虚者，本方加参、术、茯苓、甘草；发热者，加干姜；若自汗多者，少用川芎，勿用茯苓，倍加蜜炙黄芪；若口渴，加五味子、麦门冬；若腹痛者，非芍药不可；虽新产以酒重炒用，去酸寒之毒，何害之有？若恶露不尽作痛，四物汤煎去渣，调香附、五灵脂末服，甚者加桃仁泥四五分。

新产子宫未敛作痛，名儿枕痛，又名瘕母块痛，用醋炒芍药、粟壳、甘草水煎，入少米醋，或以三物为末，醋汤调服，酸以收之之义也。若产后有恶血不去，发寒热，成癥瘕者，四物汤加三棱、莪术、乳香、没药、香附、五灵脂、干漆、桃仁、红花之类；若产后腹痛不息，宜四物加乌药、香附、桂心、高良姜、陈皮，童便和醋煎服甚效；若产后月余，经血淋沥不止，四物汤加白芷、升麻，煎调血余灰服；若产后阴痛，四物加藁本、防风；若产后通身浮肿，四物加乳香、没药、桂心、木通、大腹皮、良姜、血竭、槟榔、海金沙；若产后子肠不收，八物汤加升麻、防风，须以酒炒黄芪为君；若产后中风，口眼歪邪①，八物加附子、荆芥，少加防风、羌活；若产后血晕，用鹿角一段烧存性，出火毒为末，酒调灌下即醒，或用韭叶细切，盛于有嘴瓶中，以滚醋沃之，急封瓶口，以瓶嘴纳产妇鼻中即苏，或用秤锤、砖石烧红，投醋中熏之。

---

① 邪：偏斜。《史记·司马相如列传》："邪与肃慎为邻，右以汤谷为界。"张守正正义："邪谓东北接之。"

小产方法

补气血汤　治小产下血不止。

人参　黄芪　当归　白术　白芍药　艾叶　甘草炙　阿胶炒
川芎　青皮　香附　砂仁

上细切，用水二盏，煎一盏，去渣服。

补血定痛汤　治小产心腹疼痛。

当归　川芎　熟地黄　白芍药各一钱　玄胡索七分　桃仁去
皮尖，研细　红花各三分　香附子　青皮炒黑　泽兰　牡丹皮各五分

上细切，用水一盏半，入童便、酒各半盏，煎至一盏温服。

小　儿四十三

小儿者，参考其证，大半胎毒而少半伤食，外感风寒者什
居一二。故其气体嫩弱，易寒易热，用药不可太骤，大概以四
君子汤加减调治之。其有变蒸、惊搐、疳虫、疮疹等证，与大
人异者，其余诸病，则准大人治，略具一二，以见治法焉。

变蒸方法

惺惺散　四君子汤加瓜蒌根、川芎、桔梗、细辛少许，薄
荷煎服。

急慢惊风方法

小儿惊啼，手足瘈疭，睡卧不宁，宜四君子汤加全蝎去头
足、炒钩①藤、炮白附，姜水煎服。

---

①　钩：原作"钓"，据《珍本医书集成》本改。"钓藤"为"钩藤"之
异名。

急惊宜四君子汤加白附、全蝎、金箔为末，薄荷汤调服下。慢惊宜四君子汤加生黑附、蜈蚣末、蝎梢共一字，姜汤调下。

抱龙丸　治小儿诸惊、四时感冒、邪热烦躁、痰嗽气急、欲出痘疹、发搐等证，药性温平，常服驱风化痰，镇心神。

琥珀　人参　天竺黄　白檀香　白茯苓各七钱半　甘草炙。两半　枳实麸炒　枳壳麸炒。各半两　辰砂水飞。二两半　山药炒。八两　金箔五十片。后研　牛胆南星炒。半两

上各为细末，一处和匀，新汲水丸如芡实大，阴干，每服一丸，用薄荷汤，或葱白汤。痰嗽，淡姜汤化下。

南星膏　治小儿精神不定，恍惚不宁，恐畏多哭。常服祛风退热，消痰镇心，除百病。

牛胆南星腊月以南星为末，填入黄牛胆中，阴干风处百日，取用，宜亲手修制者佳，称五钱，炒　人参　白术　山药炒　白茯苓去皮　白茯神去心　羌活　甘草炙　白僵蚕去嘴炒　全蝎去毒，以薄荷汁浸炙。各三钱　辰砂二钱。水飞，另研　麝香一字

上各为细末，一处和匀，炼蜜丸如芡实大，金箔为衣，每服一丸，食后用薄荷汤调化服。

秘传泻肝汤　治小儿肝经火旺有余，目睛动摇，痰气上升，或壮热惊搐，面色红，脉有力，脾胃无伤，宜用。

川芎　白芍药炒　半夏汤泡　白茯苓各八分　当归酒洗　柴胡　橘红　枳壳炒　天麻各六分　黄连酒炒　甘草生。各四分　薄荷三分

上细切，用水一盏，姜三片煎服。

秘传补脾汤　治小儿脾经不足，土败木来侮，目睛微动摇，微惊搐，或潮热往来，脾胃有伤，饮食少进，或泄泻呕吐，面色黄，脉无力，宜补脾胃。

白术一钱三分　黄芪蜜炙　当归酒洗　川芎　陈皮　人参　肉

豆蔻煨　神曲炒　干葛各五分　白芍药一钱。酒炒　白茯苓　半夏
各七分　黄连炒　炙甘草各四分

上细切，用水一盏半，姜三片煎服。

秘传安神汤　治小儿心血虚而火动，睡中惊动不安，或受
惊吓而作。主清心安神降痰。

人参　半夏泡　酸枣仁　白茯神各一钱　当归酒洗　陈皮
赤芍药炒。各七分　五味子五粒　甘草炙。三分

上细切，用水一盏，煎去渣，纳姜汁、竹沥研细，牛黄末
半分服。若温暖月，及觉心经热多，加生地黄、山栀仁各五分，
麦门冬七分、淡竹叶；若方饮食，因惊而食即停住不化，须先
消饮食，然后治惊，惊药内仍须用白术、麦芽以理胃也。惊则
气散，宜收补真气；惊则痰聚，便宜化痰。

秘传镇惊丸　治惊退后，调理安心神，养气血，和平预防
之剂。

天竺黄另研　人参　茯神　南星姜制。各半两　酸枣仁炒　麦
门冬去心　归身酒洗　生地黄酒洗　赤芍药煨。各三钱　薄荷　木
通去皮　黄连姜汁炒　山栀仁炒　辰砂另研，水飞　牛黄另研　龙骨
火煅。各二钱　青黛另研。一钱

上为细末，蜜糊丸如绿豆大，每服三十丸，淡姜汤送下。

疳证方法

秘传槟榔丸　治小儿疳病、积气成块、腹大有虫等证。

槟榔一两　三棱煨，去毛，醋炒　莪术醋炒　青皮去瓤，麸炒
陈皮去白　雷丸去壳　干漆炒无烟　使①君子肉　山楂肉　麦蘖面

---

① 使：原作"史"，据《珍本医书集成》本改。"史君子"是"使君
子"的异名。下同。

炒　神曲炒黄。各半两　芜荑水洗净。二钱半　鹤虱略炒　木香不见火
胡黄连　甘草炙。各三钱　良姜二钱。陈壁土炒　砂仁一钱

上为细末，醋糊丸，如绿豆大，每服三、五十丸，空心，淡姜汤下。

秘传治疳汤　治小儿大便色泔白，小便昏浊，或澄之如米泔，此疳病也。

山楂肉　白芍药炒　白茯苓　黄连姜汁炒　白术　泽泻各一钱　青皮四分　生甘草三分

上细切，用水一盏，姜、枣煎服。

秘传芦荟丸　治小儿疳积腹大，此小儿之要药也。

胡黄连　芦荟　黄连炒　使君子去壳。各五钱　神曲炒。一两　阿魏　青黛另研。各二钱　麝香少许。另研

上为细末，稀糊丸，如黍米大，每服三十丸，白术汤或米饮下。

吐泻方法准大人治

加减参苓白术散　治小儿吐泻。

人参　砂仁炒　莲肉去心。各半两　白茯苓去皮。八钱　土白术一两　甘草炙。七钱　肉果炮。四钱　诃子炮去核　干姜炒。各二钱

上为细末，每服三分，清米饮调服下。

藿香正气散　治小儿吐泻见大人感冒类。

香砂养胃汤　治小儿伤食吐泻见大人内伤类。

理中汤　治小儿霍乱吐泻见前集丸类。

痢疾方法准大人治

秘传香连丸　治小儿赤白痢以下三方并见大人痢类。

参苓白术散　治小儿脾胃虚弱，噤口痢疾。

三黄熟艾汤 治小儿热积脏腑，下痢赤白，及伤寒四五日，大下热痢，及麻疹后下痢。

食积方法准大人治

消食丸又名消乳丸 治小儿腹胀腹痛，消积滞，化乳食。大人内伤亦宜。

砂仁炒 橘红炒 三棱炒 莪术炒 神曲炒 麦蘗炒 甘草炒。各半两 香附炒。一两

上为细末，汤浸蒸饼为丸，如麻子大，每服二三十丸，食远白汤送下，量儿大小加减。愚尝加土白术、红曲各五钱为细末，每服三分，米饮调下效。

秘传保和丸 治小儿脾胃虚弱，饮食不能克化，日久羸瘦。

山楂四两 陈皮去白 白茯苓去皮 半夏曲各五钱 萝卜子二钱半 白术 使君子去壳 神曲炒 麦蘗炒。各一两 木香二两二钱四分 砂仁四两四钱 黄连四两五分

上为细末，水发为丸，如萝卜子大，每服一钱，米饮送下。

香砂养胃汤 治小儿伤食、脾胃不和、腹痛等证见内伤类。

秘传解肌理中汤 治小儿食积郁热，发于肌表，潮热往来，主理中而清阳明之热。

白术 山楂肉 白芍药炒。各一钱 黄连炒 枳实麸炒 川芎附子炒 升麻各七分 干葛一钱二分 生甘草 炙甘草各三分

上细切，用水一盏半，姜三片煎，去渣服。若积去后潮热未除，减山楂、枳实、香附、川芎，加人参、黄芪、陈皮、石膏各五分，薄荷二分、白术三分，有痰加半夏六分。

腹痛方法准大人治

理脾消食散 治小儿腹痛，多是饮食所伤致耳此方主之。

白术一钱半　陈皮　青皮各七分　山楂肉　神曲炒　麦芽炒
砂仁炒。各一钱　甘草炙。五分

上为细末，每服一钱七分，清米饮调下。痛甚者，磨木香
入服；若有寒，加藿香、吴茱萸各五分；有热，加酒炒黄芩
七分。

虫动方法

使君子丸　治小儿脏腑虚滑，及疳瘦下痢，腹胁胀满，不
思乳食。若常服，安虫补胃，消疳肥肌。

使君子去壳。一两，面裹煨熟，去面，细切焙干　厚朴去粗皮，姜汁
炙　诃子半生半煨，去核用　青黛如兼惊带热渴即入之，如脏腑不调不用
甘草炙。各半两　陈皮去白。二钱半

上为细末，炼蜜和丸，如芡实大，每服一丸，米饮化下，
或乳汁化下，不拘时服。

灵矾散　治小儿虫咬，心痛欲绝者。

五灵脂酒研飞，去沙，净为末。二钱　枯白矾五分

上共为末，每服二钱，水一盏，煎至五分，不拘时服。吐
虫出，愈。

感冒方法

秘传百解散　治小儿感冒风寒，身热咳嗽，欲出瘾疹，并
痘后欲出麻疹，俱宜服之。

人参七钱　甘草炙。三钱半　白术　白茯苓各六钱　黄芪炒
陈皮去白　糯米炒。各五钱　升麻炒。二钱　川芎　白芷各三钱　天
麻二钱半　僵蚕炒。一钱半　南星姜汁制。五分

上为细末，每服三分。伤风用姜汤，或葱汤；欲出麻①疹，用姜汤；热甚用薄荷汤调下。

加味二陈汤 治小儿感冒发热，鼻流清涕，或咳嗽吐痰，沉重者宜服之。

陈皮去白 半夏汤泡 桔梗米泔浸 川芎各五分 白术一钱 黄芩酒炒 薄荷各三分 防风 甘草炙。各四分 白茯苓去皮 桑白皮蜜炙。各七分

上细切，用水一盏半，生姜三片，煎八分，去渣服。

惺惺散

用四君子汤加天花粉、川芎、桔梗、细辛少许、薄荷，煎服。

参苏饮 治同前证。见大人感冒类。

藿香正气散 治小儿身热咳嗽，吐泻等证，疑似出痘疹。见大人感冒类。

痰证方法

加味白丸子 治小儿风痰壅盛。

南星半两。细切，以白矾汤泡，日干，或生姜汁制 白附子二两。姜制 半夏汤泡。半两。生姜汁制

上为细末，面糊丸如芡实大，每服一丸，姜蜜、薄荷汤任化服。

重舌木舌方法

小儿重舌木舌，乃舌下生舌也，切不可以刀剪伤之，后致舌语混沌，为没齿之疾。

---

① 麻：天启本作"痘"。

秘传宁口散 治小儿重舌马牙，口舌生疮，咽喉不利方见大人齿病类。

一方用蒲黄、竹沥调匀，傅舌下神效。甚者，以三棱针于舌下紫脉刺之，出恶血即愈。

口疮鹅口方法

小儿口舌生疮系心脾热所致。愚尝以头发一小帚，每日沾荆芥汤拭儿口中，今幸有四子皆无口内诸病。

秘传宁口散 治证同前。

秘传黄鳝血 治小儿口疮鹅口。因白屑满舌，及两唇有疮，故名鹅口。

用黄鳝一条，紧拿鳝头斩断尾，取其血拭口中，神效。

一方用针挑破桑树，取白汁涂之，治脐风、马牙鹅口、口舌生疮，神效。若初生小儿，时时与看，频傅桑汁，不然，舌硬紧，渐至撮口，则难为矣。

齿病方法准大人治

秘传清热汤 治小儿齿肿流涎、腮肿、马牙，主阳明之热。

升麻 川芎 半夏汤泡 白芍药炒。各七分 干葛 防风 黄连酒重炒 生甘草各五分 石膏火煅 白术各一钱 白芷三分

上细切，用水一盏半，煎八分，去渣食后热服。若能漱者，减白术、半夏，水煎，含漱左右肿痛处，吐之。

秘传宁口散 治小儿齿龈肿痛、马牙、牙疳等证。

秘传神应散 治小儿走马牙疳并见大人齿病类。

头疮方法

秘传龙脂膏 治小儿满头肥疮。

用松脂不拘多少，为细末，厚铺青棉布上，卷成条子，浸

于真麻油内，顷时取出，烧取油，傅头疮上，神效。

耳患方法_{准大人治}

因水误渗入，积成脓。

用兔耳草又名叶下红，山硐①间多有采叶三五个，捻取真汁，滴耳中效。

痘　疹_{四十四}

小儿痘疹者，最为酷疾，死生反掌耳，切勿视为寻常而不早求医治。若待危剧，医无及矣。可不慎哉！凡用药，宜熟思，宜辨表里虚实，意审寒暄，推详运气，不可偏用纯寒纯热之剂。钱氏治法析理甚备，故不敢重窃其意。治此证者，当以钱氏治法为范，庶无误殇之咎矣。

---

① 硐（jiàn 贱）：亦作"硐"，山间的水沟。《古诗十九首·青青陵上柏》："青青陵上柏，磊磊硐中石。"

校注后记

一、《松厓医径》作者及版本源流

1. 作者及本书概况

程玠，字文玉，别号松厓，又号丹厓，歙槐塘（今安徽歙县槐塘）人。成化十三年丁酉（1477）乡荐，成化二十年甲辰（1484）进士，详细生卒年不详。据《槐塘程氏宗谱》（抄本），程玠是岑山渡七世、槐塘四十八世、大程村四十九世、正府一十九世。弘治十五年（1502）《徽州府志》卷十之四《程玼传》载："程玠，字文玉（玼弟）。由邑庠生领成化丁酉乡荐，登甲辰进士第。官户部口，奉使江南，过家省亲卒。玠亦究玼之术，而精到过之。于星历、术数，无不旁通。"康熙三十八年（1699）《徽州府志》卷十七："玠未官卒。丘文庄状其行，称为一代异人。所著有《大定数》《太素脉诀》《松厓医径》。"志书记载丘文庄曾为其写行状，惜未见。现歙县槐塘立有程玠"进士坊"。程氏除《松厓医径》外，尚有《眼科应验良方》行世；《大定数》《太素脉诀》《医论集粹》《脉法指明》等，已佚。

《松厓医径》的具体成书年代不详。据程櫍序载，《松厓医径》成书后，曾被齐丘子攘为己有，明万历二十八年庚子（1600），由郑仲实订，侄孙程寰阅，侄孙程衍道校，始刊行于世，即为万历本。《松厓医径》刊行后，流行并不很广，近年随着新安医学研究兴起，程玠及其《松厓医径》作为新安医学的重要代表医家及医著，逐渐引起人们的重视，有校本印行。

《松崖医径》全书内容丰富，博约相济，条分缕析，临证心悟，见解独到。程开社序曰："盖径者，径约直捷之谓也。取途便而奏效速，用力微而成功博。"誉该书为"初学之指南""穷本探源之捷径"。

2. 版本流传

据《中医图书联合目录》载：《松崖医径》前后两集二卷，1600，（明）程玠（松崖）撰〔歙〕。①明万历二十八年庚子（1600）刊本，郑仲实及程衍道校订刊行（首行作程进士松崖医径，前有伤寒集一卷），中国中医科学院图书馆、安徽省图书馆收藏；②明天启间刊本，中国科学院图书馆收藏；③清雍正间朱墨写本，栖芬，中国中医科学院图书馆收藏；④见《珍本医书集成》，在丛书类11，1936；⑤抄本（题作《松崖医径药方》）四川省图书馆收藏。以此为线索，我们对国内珍藏《松崖医径》的图书馆藏本进行了调研。

（1）明万历二十八年（1600）刻本

收藏单位有中国中医科学院、安徽省图书馆。中国中医科学院图书馆藏本，共两函，四册，139页。板外：高24.3厘米，阔12.2厘米。内：高16.5厘米，阔11.3厘米，白口，双边双鱼尾，10行，24字，有较多手写眉批，内容有关脉象等论述。印记有：圆楷体朱文"中医研究院图书馆（中有五角星）"；小朱文"茗文"；圆朱文"法自然斋主曾读记"；朱文"丹山之印"；朱文"程□□□"。题记为："歙槐塘进士松崖程玠著，贞白居士痴隐郑仲实订，侄孙进士鼋持程寰阅，侄孙郡庠生敬通程衍道较。"前集内容有：序（时万历庚子孟冬月吉旦赐进士第文林郎刑部山西司主事前知光泽新建县事侄孙寰顿首拜撰）、凡例、六经分属病证、伤寒准杂病治法、六经证治之图、治病合用药方；后集内容为中风等病证。该本刻工精良，内容完整，当为足本，中国中医科学院定为"善甲"。唯第二册"治病合用药方"平补镇心丹（百五十七）至三才封髓丹（百六十三）缺，用手写补上；缺最后一页，痘疹（四十四）。安徽省图书馆藏本原件未见，安徽科学技术出版社1995年1月出版，张玉才、江东向点校本的底本，即为安徽省图书馆所藏万历本，两相比较，完全一致。

（2）明天启五年（1625）刻本

收藏单位为中国科学院图书馆。两册，202页，扉页题"天启五年程栒刻本"。板外：高25厘米，阔18厘米；内：高20厘米，阔14厘米，9行，20字，四周单边，白口，单鱼尾，中题书名，卷数，叶码。印记有：朱文"中国科学院图书馆藏"；"□琴生□生经眼再来看"。书首题"歙槐塘文玉程玠撰，侄孙人林程寰改正、侄孙宾梧程栒校订"。该刻本内容、体例与万历本同，唯卷首增加程栒序。

（3）清雍正集义堂刻本

收藏单位为上海中医药大学、北京中医药大学图书馆。上海中医药大学藏本，两册，上册56页，下册96页，扉页题"程敬通重订松崖医径集义堂藏板"。板外：高26厘米。版框：文武双线，外框高18厘米，半页框阔12.8厘米，9行，行21字，花口，双边对黑鱼尾。序目下有"念□过目"朱印。题记为："歙槐塘进士松厓程玠著，贞白居士痴隐郑仲实订，侄孙进士鼋持程寰阅，侄孙郡庠生敬通程衍道较。"该刻本内容、体例与万历本同，卷首只有程寰序。

（4）民国二十四年（1936）裘吉生《珍本医书集成》本

裘吉生《珍本医书集成》将《松厓医径》收入通治类，题

"新安古歙松厓程玠著，杭州董志仁校刊"。内容与天启五年程槚本同，但卷首只有程开社序。程开社自谓"不事纂辑，不为校订，但循其旧式而更新之"，序末题"龙飞天启乙丑（1625）春月之吉方叔居士程开社撰"。但其下集末较程槚本少2页。

（5）清雍正六年（1728）汪绍（铭）抄本

收藏单位为中国中医科学院图书馆。板高24.5厘米，阔15厘米；内无边框，12行，27字。印记有：白文"范行准"；朱文"汤溪范行准备用书卷"；朱文"中国中医研究院图书馆藏善本"；白文"汪铭之印"；朱文"振间"。全书一册，前为《松厓医径》，56页，末题"雍正六年岁在戊申仲秋月新安汪绍（铭）抄习"；后附《经验良方》，48页，末题"汪绍（铭）写时在锡山僧舍"，题"明进士徽州槐塘松厓程玠编，曾孙云谷万城校"，范行准栖芬室所藏。内容有：卷一，凡例；卷二，心、肺、脾、肝、肾、命门部证治之图；卷三，治病合用药方；卷四，集伤寒治法准绳。无序，无目录，无六经分属病证，无后集内容。凡例较他书增近百种药物的炮制方法。

（6）清康熙九年庚戌（1670）程郊倩《医径句测》草墅刻本

板外：高23.5厘米。阔15.5厘米；内：高18.5厘米，阔12.5厘米；8行，19字，左右双边，中缝题书名、目录、页数、牌记（草墅），一册。印记有：白文"范氏栖芬室所用图书"。程郊倩自序谓："松厓医径，分有上下卷，余所梓者，特其上卷内所载之脉图与图内之方，非医径全书也。"

从上述《松厓医径》版本流传脉络可知，其版本体系是一致的。万历本当为祖本；天启本有两种，一为程槚刻本，一为程开社本，后者原本未见，只有裘吉生《珍本医书集成》董志仁校本；清代则有雍正集义堂刻本，其为万历本的翻刻本。新中国成立后该书出版情况：①收入《珍本医书集成·第五、六集·通治类》重印本，裘吉生原编，王玉润、张伯讷、何传毅审订。《松厓医径》由杭州董志仁校刊，上海科学技术出版社1985年出版。②收入《新安医籍丛刊·杂著类》，余瀛鳌等主编，安徽科学技术出版社1995年1月出版。由张玉才、江东向点校，以万历本为底本，1985年《珍本医书集成》为校本。③收入《四库未收书辑刊·拾辑·八册》，以中国科学院图书馆藏明天启五年（1628）刻本影行，四库未收书辑刊编纂委员会编，北京出版社1997年12月出版。④收入《中医非物质文化遗产临床经典读本丛书》，柳长华、吴少祯总主编，中国医药科技出版社2011年1月出版。李君点校，以万历本为底本，参校天启本及其他残本、抄本。

3. 正误

（1）书名

诸本均作《松厓医径》，清雍正集义堂本作《松崖医径》，应以《松厓医径》为是。

（2）卷数

日·丹波元胤《中国医籍考·方论三十四》载："程氏（玠）松厓医径，四卷，未见。"清雍正六年汪绍（铭）抄本亦作四卷。据万历本，应为两卷。

（3）版本记载

清雍正集义堂本，《中国中医古籍总目》《中医图书联合目录》均未收入，北京中医药大学图书馆登记为聚义堂，与上海中医药大学图书馆藏本相校，版式完全一致，估计是登记人员笔误。《中国中医古籍总目》载万历本有中国中医科学院图书馆等4家单位收藏，调研后证实只有中国中医科学院、安徽省图书馆两家收藏，上海中医药大学、北京中医药大学图书馆并无收藏。

通过对国内《松厓医径》藏本的调研，有助于《松厓医径》文献的整理研究和中医药古籍的保护与利用。此次校注以万历本为底本，天启本为主校本，雍正集义堂本、民国《珍本医书集成》本、雍正抄本为参校本。

二、《松厓医径》学术思想管窥

1. 重切脉，"八纲"统领脉法

程氏以为"治病之要，不过切脉、辨证、处治三者而已。三者之中，又以切脉为先。苟切脉有差，则临证施治，未免有实实虚虚之患"。（《松厓医径·凡例》）因此，松厓治病，首重切脉。

松厓切脉的临证心得，其一是立浮沉、迟数、虚实、冷热为"八纲"。脉之形状有七表、八里、九道之形状，又有二十四脉之说，甚至有更多者，非深于其道及有所授受者，难以掌握；有人以浮沉迟数赅之，又过于简略。鉴于此，松厓首先将脉法以浮沉、迟数、虚实、冷热八纲括之。具体方法是，脉先分浮沉，浮沉之中再分迟数，迟数之中再分虚实冷热。滑、实、紧、弦、洪、长、促、牢、动脉，属实热之候；芤、微、缓、涩、伏、濡、弱、短、虚、结、代、细脉，属虚冷之候。如此提纲挈领，纷繁的脉法就显得主次分明、条理井然了。

其二，确立五脏及命门的平脉。要测知病脉，心中必须明了正常脉的形态。因此，程氏将五脏及命门的平脉作了描述。心部：手小肠脉洪大而紧，手心经脉浮大而散；肝部：胆脉弦大而浮，肝脉弦而长；肾部：膀胱脉洪滑而长，肾脉沉而软滑；

肺部：大肠脉浮短而滑，肺脉浮涩而短；脾部：胃脉浮长而滑，脾脉缓而大；命门部：三焦脉洪散而急，包络脉（原书缺）。凡异于平脉，则要考虑其为病脉。

其三，阐释诊脉之要领。古人对诊脉要领的阐释，有言之过简者，有故作玄虚者。程氏从临床出发，对浮沉、迟数、虚实、冷热诊察要领的阐释明白易懂。浮脉，下指即见；沉脉，重按始见。一息一至、二至、三至为迟，一息六至以上为数，四至、五至为平。准于肌肉之上，为浮为表；肌肉之下，为沉为里；肌肉之间，为半表里，是之谓中。徐者为迟，属冷；疾者为数，属热。虚为无力，实为有力。言简意赅，易于掌握，颇切实用。

其四，将脉象与脏腑、证候、方药四者有机统一。程氏将五脏及命门立为"六图"，每一"图"下，分列脉象、证候及治方。寸口脉寸、关、尺三部分列五脏及命门（并附六腑），每一部位（脏腑）均以脉象的"浮中沉""迟数平""虚实"及证候的"冷热"组合对应，即：浮迟虚冷，浮迟虚热，浮迟实冷，浮迟实热；浮数虚冷，浮数虚热……每个脏（腑）共计16项。每一项下，简述证候特征，并具方药于后，脏、脉、证、方一并展现，一脏一脉，则有一证一方相对应，宜于医者学习、领悟及临床应用。

2. 宗脏腑，辨证辨病互补

程氏辨证始终以五脏及命门为中心，首先辨别其寒、热、虚、实，以温药、凉药、补药、泻药治之，并重视引经药的应用。程氏的用药经验，心部补药：当归、熟地、紫石英；泻药：栀子、赤茯苓；温药：桂心、细辛；凉药：黄连、生地黄。引经药为藁本；独活（手太阳；手少阴）。肝部补药：当归、阿胶、酸枣仁、苦参；泻药：桃仁、柴胡、青皮；温药：吴茱萸、山萸肉；凉药：龙胆草。引经药为柴胡；柴胡（足少阳；足厥阴）。肾部补药：熟地黄、胡芦巴、五味子、山茱萸；泻药：猪苓、泽泻；温药：附子、吴茱萸、肉桂、益智仁；凉药：知母、黄柏、地骨皮。引经药为藁本、羌活；独活、肉桂（足太阳；足少阴）。肺部补药：阿胶、天门冬、麦门冬、人参、五味子；泻药：桑白皮、杏仁；温药：白豆蔻、藿香；凉药：黄芩、石膏。引经药为葛根、白芷；升麻、葱白（手阳明；手太阴）。脾部补药：人参、黄芪、白术；泻药：大黄、芒硝、赤芍；温药：干姜、吴茱萸、益智仁；凉药：石膏、芒硝。引经药为葛根、升麻；升麻、芍药（足阳明；足太阴）。命门部补药：熟地、黄芪、白术、沉香、肉苁蓉；泻药：地骨皮、青皮；温药：附子、肉桂；凉药：地骨皮、丹皮。引经药柴胡；柴胡（手少阳；手厥阴）。

程氏在六部证治中，根据妇人、小儿生理病理的特殊性，又予以分别对待，同中有异。如在心部证治中，程氏指出，妇人诸病属心，准男子治，但经事又见肝，血崩见肝肾。小儿诸病属心，准大人治，但惊热又见肝。肝部证治，妇人经事又见心、肾、命门，带下又见肾门，血崩又见心、肾、命门，癥瘕又见肾、命门。小儿惊风热又见心。肾部证治，妇人经事又见心、肝、命门，带下又见肾，血崩又见心、肝、命门。小儿疳又见命门。命门部证治，妇人经事又见心、肝、肾。小儿疳又见肾。肺部、脾部证治，妇人、小儿与成年男子无殊。

辨证与辨病结合。程氏在前集中列六经分属病证、六经证治之图，以辨别症状为主，后集又各立病证，将验方备录于后，辨证与辨病互补，随需所取。程氏在每个病证之下，又分列数型，有如今天之疾病分型。如咳嗽，下列春嗽、夏嗽、秋嗽、冬嗽、痰嗽、劳嗽、火嗽、肺胀嗽、肺实嗽喘、肺虚喘嗽、上半夜嗽、五更嗽数型，述其见证，分析其成因，给出方药，大利于医者实用及初学者掌握。程氏遵循"传方优于施药"之古训，书中所集方剂选自东汉迄明代中叶各种实用效方，除仲景名方外，宋金元方书中选方比例较大，有不少是用重金所购并经临床验证的家藏秘方，于保存古代名方贡献殊伟。

3. 悟仲景，尽现处治活法

程氏在《松厓医经》前集先列"伤寒集"，并将"杂病准伤寒治法"一节列为全书第一节，提出"人病不只于伤寒，而特立伤寒一法，凡有病而治之，皆当准此，以为之绳度也"。其尊仲圣之意可见一斑。程郊倩《医径句测·自序》谓："乃知先生之取径殆与仲景同一轮蹄也。仲景论伤寒首以脉法，先生前其脉图以之。仲景论伤寒曰阴阳表里腑脏，先生区脉以浮沉虚实冷热以之。仲景论伤寒先脉后证，各有主方，方虽一成而有互用；先生各具其证与处方于每图之下，方亦一成而有互用以之。"程氏对仲景用意每有心悟，如将伤寒六经辨证简化归类，在三阳经诸证中，引入"标本""高下""深浅"之说。如太阳在标，可汗而解，麻黄汤是也；在本可渗而解，五苓散是也。阳明在标，可以解肌，葛根汤是也；在本可下而解，三承气是也。又如邪之伤经，有高下之不同；邪之传经，有深浅之各异。高则桂枝汤，下则麻黄汤；浅则葛根汤、青龙汤，半深半浅则小柴胡汤，深则大柴胡、三承气汤。对伤寒转变理论诸多发挥，如葛根汤证（传肌），大小青龙汤（传筋）。又对仲景用姜，有特别交待。在《凡例》中说："仲景活人书，为医方之祖，其用姜皆有分两，及有不用姜者。今世药剂，每服皆用姜三片，无服无者，故于用姜条下必开其数，不开者不须用。于本方外加药，有合用姜者，又在临时去取。"诚善悟仲圣者也！

程氏以为古人方，固有为一病而设者，亦有数处用者。如四君子汤，可以补气，可以调气，又可以降气，凡涉于气证者，皆可用之。四物汤，可以补血，可以调血，又可以止血，凡涉于血证者皆可用之。在前人"肝肾同归于一治"的基础上，提出"心肺病当同归于一治"（《松厓医径·凡例》）。如八味丸之类，既可以补肾，又可以补肝；金花丸之类，既可以治心，亦可以治肺。同时，又提出，"脾居中州，贯乎四脏，故善治四脏者，未有不治乎脾。此承气汤之类又能治四脏之邪者，为是故也"（《松厓医径·凡例》）。程氏处治活法之心迹随处可见。

程氏治病还十分重视细节，对药物的剂量及炮制的研究用心亦深。他认为人有大小老少，病有新久浅深，医之用药应酌为衡量；主张以轻为则，治之不愈，然后用重剂，偏寒偏热峻下之方，以中剂为准。对不确定的度衡，特别加以说明。如书中所记的用水一盏，说明即今之茶盏，约计半斤许，凡用水仿此为准。对药物的炮制，在各方当制之药下注明。笔者在中国中医科学院藏《松厓医经》抄本中见其专列药物炮制一节，十分详细。松厓告诫"临用之际，必须依法制度，不可厌烦而轻率忽略以误人也"（《松厓医径·凡例》）。

本项目的研究，有两方面的意义：其一是对《松厓医经》版本学研究的意义。此次研究厘清了《松厓医经》版本的源流，纠正了不同版本存在的缺陷错讹，并予以校注，力争成为规范通行本、传世本。其二是对程玠学术思想的进一步研究，有利于彰显程氏在学术界的成就与地位。《松厓医经》篇幅不大，但内容丰富，见解独到，由于资料缺乏，研究者不多。此次通过对《松厓医经》的系统研究，有助于扩大程氏的学术影响，重新认识其对新安医派发展的贡献。

方名索引

五 画

总 书 目

医　经

基础理论

伤寒金匮

诊　法

针灸推拿

本　草

方　书

卫生编

袖珍方

仁术便览

古方汇精

圣济总录

众妙仙方

李氏医鉴

医方丛话

医方约说

医方便览

乾坤生意

悬袖便方

救急易方

程氏释方

集古良方

摄生总论

辨症良方

活人心法（朱权）

卫生家宝方

寿世简便集

医方大成论

医方考绳愆

鸡峰普济方

饲鹤亭集方

临症经验方

思济堂方书

济世碎金方

揣摩有得集

亟斋急应奇方

乾坤生意秘韫

简易普济良方

内外验方秘传

名方类证医书大全

新编南北经验医方大成

临证综合

医级

医悟

丹台玉案

玉机辨症

古今医诗

本草权度

弄丸心法

医林绳墨

医学碎金

医学粹精

医宗备要

医宗宝镜

医宗撮精

医经小学

医垒元戎

医家四要

证治要义

松厓医径

扁鹊心书

素仙简要

慎斋遗书

折肱漫录

丹溪心法附余